空汙世代的肺部養護全書

PM2.5、霧霾威脅下，口罩族的求生指南

台大醫院胸腔外科主任
陳晉興

台大職業醫學與工業衛生研究所所長
陳保中

suncolor 三采文化

推薦序1

呼吸健康 全民關心

很榮幸承蒙陳晉興與陳保中兩位教授的邀請，為他們的新書《空汙世代的肺部養護全書：PM2.5、霧霾威脅下，口罩族的求生指南》撰寫推薦序。

我與兩位傑出作者，都有很深厚的交往緣分。陳晉興教授是台灣肺癌手術的權威醫師，我因健康檢查發現微小肺腺癌，陳教授就是我的主治醫師，他以微創手術幫我切除腫瘤，是一位仁心仁術而視病如親的好醫師。我們也一起合作過肺癌的研究計畫，是一位很有創新見解的研究者。

陳保中教授是我任教於台大公衛所時，我極為敬佩的的同事——王榮德教授的指導學生，他師承了王教授的職業病研究，也跨足到環境流行病學，是環境與職業醫學的頂尖學者。我們也先後擔任過台灣公共衛生學會的理事長，共同為台灣公共衛生的發展而努力。

自從我的肺癌治癒之後，我體認到定期檢查、早期發現、適切治療，才是防治肺癌的根本之道，我也給了自己一個推動肺癌篩檢的使命！肺癌是台灣癌症的第一殺手，統計數據顯示肺癌威脅國人生命的主要理由，就是大多數的肺癌都發現的太晚，台灣肺癌第四期的占比高達百分之五十八，而全球肺癌治療成績最好的日本，在二〇〇二年肺癌新發病例當中，第一期就高占百分之四十四。二〇一四年日本的不分期肺癌的五年存活率達到百分之三十二，台灣只有百分之二十。如何發現早期肺癌，已經成為台灣公共衛生的重要課題！

罹患肺癌不僅造成病人在身、心、靈的病痛、苦惱和折磨，也會讓家人親友擔心掛念，更造成健保的龐大支出負擔，帶給整體社會難以承擔的風險。我努力參加推動肺癌防治的宣導，除了《今周刊》以「肺癌」作為封面故事時，曾經以影片現身說法之外；也在衛生福利部的補助下，與各大醫學中心、國衛院、中研院，一起展開「以LDCT篩檢台灣不吸菸肺癌高危險群之研究計畫」，預期能訂定與推展台灣肺癌篩檢的有效策略，來降低台灣第一大癌症死因的死亡人數。

這本內容豐富而深入淺出的好書，除了再次強調肺癌對於國人健康的威脅，破除許多錯誤的誇大迷思，更把討論議題擴大到「呼吸」的層面，因為呼吸健康是人類存活的基本需求。

書名中的「求生指南」，是要鼓勵讀者在日常生活當中，從自己親手做起，獲得正確的醫學資訊、了解空氣汙染來源、加強環境偵測以迴避暴露、甚至從運動與飲食做好保健養生，更要學會觀察身體徵兆來關心自己與身邊的人，大家一起確保健康、長命百歲。這本書是資訊最新，值得全民共同閱讀學習的肺部養護全書！

中央研究院院士　陳建仁

推薦序②——

孩子受空汙的傷害最深，不可不慎！

「我一直很喜歡看醫師寫的書，也很鼓勵後輩醫師多寫書，原因是……」

二〇一一年三月，我罹患肺腺癌在台大醫院接受肺葉切除手術，出院回家那天，我的手術主治大夫陳晉興醫師到病房看我，特地拿了一本他寫的《肺與肺病》的書送給我，這本書的內容是有關肺腺癌的形成、診斷與治療，我雖是醫師，但現代醫學分工精細，不同領域隔行如隔山，那段時日，又面臨術後極端焦慮，加上突然由醫師轉變成病人的身分，心情極度沮喪，幸虧有陳醫師的這本書，讓我能對自己的疾病更加了解，認識敵人，才有勇氣去面對它，方能有信心去處理它，最後是坦然放下並接受它，書中教我的常識，是讓我順利度過術後沮喪期的良方。

很高興，今天聽聞陳醫師又要出書了，書名是《空汙世代的肺部養護全書》，不同於以往，這次書的內容是著重在肺部疾病的預防和養護。說到肺部的養護，以現代環境來說，當然是避免空汙為大宗了。

大家都知道疾病是預防勝於治療，尤其台灣目前幾已進入開發國家之林的醫療水準，疾病首重預防，而非等到疾病上身了，再忙著找醫師幫你診治。很樂見陳晉興醫師寫了這本有關肺部保健的書，在此也誠摯地推薦給讀者朋友，特別是身處高汙染地區的民眾們。

空汙和中老年人的肺癌、小孩的慢性呼吸道過敏息息相關。

大家都知道空汙和中老年人的肺癌和慢性心血管疾病有強烈相關聯，也和小孩的慢性呼吸道過敏息息相關，所以努力尋找空汙源，並致力避免它，是當務之急。

這幾年台灣因空汙影響，兒童罹患呼吸道過敏的比例已超過百分之五十，且人數逐年增加，嚴重度也與日俱增，甚至演變成下呼吸道過敏，也就是俗稱的「氣喘」，為什麼會這樣？是基因問題？還是受空汙影響？基因是古早祖先代代相傳下來，變異不多，想當然爾，是和社會工業化後的空氣汙染有關，特別是這幾年來，空汙議題屢屢成為選舉焦點，就知道它的嚴重性與受關注度。

我是兒科醫師，對陳醫師書中的一章節提到空汙對小孩的影響最有感，他說幼童因呼吸和代謝速率較快，受空汙的傷害也最深，加上幼童因各器官還在發育當中，更容易受空汙的危害。空汙如前所述，除會造成過敏兒大增外，還會引起孕婦生下早產兒或低體重兒，也和逐年盛行的過動、注意力不集中症候群有關，近期研究顯示和自閉症族譜疾病盛行率飆升亦有某種程度的相關聯。

知道空汙嚴重性，就要圖謀如何預防，書中也提到多項方法，例如鼓勵出門戴口罩等預防措施。台北市有三分之一的PM2.5是來自汽機車的排放，也鼓勵大家多使用公共運輸，此外改變祭祀習俗，多利用鮮花素果取代焚香、燒紙錢，婦女也要改變烹煮習慣，盡量加裝抽油煙機，少油煙爆炒，當然還有更重要的是戒除抽菸習慣，避免製造二手菸、三手菸，多認識空汙指標，依空汙指數適時安排戶外運動等。

肺部保養，簡單說就是要防範空汙，防治空汙，人人有責，除不製造汙染源外，更要懂得利用日常生活中的小撇步，幫自己避免空汙的傷害；當然政府也要拿出態度來，除加強教育宣導外，更要明定能源政策，用獎勵措施，甚至用立法強行禁止製造空汙的行為，長此以往，相信台灣的空汙會越來越改善，也呼籲民眾避免在不自覺中製造空氣汙染，要多加強自己空汙防治的概念，陳晉興醫師與陳保中教授所寫的這本《空汙世代的肺部養護全書》，值得大家拿來細細品讀。

台北市立聯合醫院和平婦幼院區
小兒科醫師兼中正門診部主任　陳佩琪

作者序❶——讓每一口呼吸，都化為健康！

常言道：「人生只在呼吸間」，我們的每一口呼吸對於人體都十分重要。人的生存三大要素：陽光、空氣、水，其中最重要的就是空氣。因為我們可以幾天不曬太陽或是不喝水，但是只要幾分鐘沒有呼吸空氣，人的生命便危在旦夕。

過去大多數人都認為，只要不抽菸，就可以遠離肺癌的威脅，但近年隨著抽菸比例的下降，與抽菸有關的肺癌逐漸降低，有許多不抽菸、不進廚房煮飯的女性卻確診為肺癌，讓我們不得不思考空氣汙染與生活環境對人體健康的影響。

這次很難得有此榮幸和陳保中教授一起出版本書。陳教授為國際知名環境醫學專家，也做過許多與環境保護有關的研究，相信經由陳保中教授的闡述，大家對於週遭環境會有更深一層的認識。

在本書的第四章節「空汙世代下的健肺生活指南」，也說明如何選擇口罩、如何戴口罩，以及在有空氣污染的環境下，如何運動才能保健康。另外，對於怎麼吃才能養肺也有詳細的說明。

本書是一本值得民眾仔細閱讀，並身體力行的健肺生活指南。健康，從呼吸開始！希望您與我們一同重視空氣品質，讓每一口呼吸，都化為健康。

台大醫院胸腔外科主任　陳晉興

作者序❷——空汙，已成為這一世代的「新菸草」

一九九四年，暑假旅英期間返台到雲林沿海麥寮鄉、台西鄉以及彰化大城鄉，參與王榮德教授所指導的學生湯豐誠醫師進行六輕建廠前國小學童肺功能檢查。一九九六年，返國任職於台大公衛學院，也與王榮德教授共同指導賴育民醫師完成了國內都會地區及石化工業區空氣污染對國小學童呼吸道疾病及肺功能影響，並與國內學者詹長權、楊俊毓、黃景祥、黃嵩立、郭憲文教授共同發表了兩篇論文在國際知名學術期刊《Environmental Health Perspectives》，一起參與了國內空氣汙染流行病學研究的起動。

二〇一三年國際癌症研究總署IARC已將室外空氣汙染列為第一類人類致癌物質，也是全球最重大的環境致癌因子。現今全球空氣汙染每年造成了八百萬人死亡，即將超越了菸草所造成的死亡人數，世界衛生組織WHO祕書長Dr Tedros Adhanom Ghebreyesus於二〇一八年第一屆空氣汙染與健康全球會議，將空汙視為一種「新菸草」。全球每十人當中有九人呼吸到汙染的空氣，空汙是一個看不見的隱形殺手，造成成人心臟病、腦中風、肺病及肺癌，對我們的下一代造成更大的傷害，肺病、癌症及智力受損，一個又笨又病的空汙新世代。

空氣汙染更是近年國內最重大的環境議題，現今空汙防制也已經變成了全民運動。空氣汙染防制更應超越菸害防制工作，除了政府推動各項綠能政策及空氣污染防制措施，每位民眾也應瞭解室內外空氣汙染的成因，讓每位民眾更懂得從自身做起「減少製造空汙，避免吸入空汙」，出門前查詢當天空氣品質，外出時多搭乘大眾交通工具，空汙紫爆時減少外出，如有需要適時配戴口罩，拒絕吸菸、避免二手菸、三手菸，善用廚房抽油煙機，減少室內空氣汙染。這就是本書出版的動機，讓每位民眾都能呼吸到潔淨空氣的每一天。

這本書的完成，首先要感謝陳晉興主任和三采文化出版社的邀請，也要感謝徐文媛的執筆及陳玉蟬、吳宗達、賴庭汝的整理，以及鄭尊仁、陳志傑、何文照和陳佳堃教授的資料提供，得以讓此書順利完成。最後，感謝內人張蓓貞教授及小孩柔含、麒任、柏任的支持與包容，讓我無後顧之憂，全心全意投入在公共衛生與環境醫學工作上。

台灣大學公共衛生學院職業醫學
與工業衛生研究所所長　陳保中

CONTENTS

PART 2

不只傷肺？空汙引發的健康危機

PART 3

呼吸健康，比你想像的更難！

CONTENTS

PART 4

空汙世代下的健肺生活指南

PART 5

肺癌權威教你破除迷思、養肺活命

COLUMN

PART

1

不可忽視的新國病——肺癌

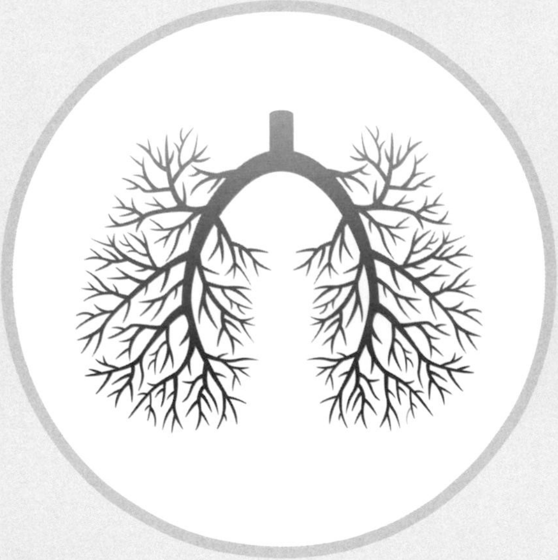

驚人數據！肺癌連續蟬聯十大死因之首

肺癌連續七年高居國人癌症死因第一位，成為台灣新國病。在十大癌症中，肺癌死亡人數最多、存活率最低、健保支出也最高！

肺癌已連續七年高居國人癌症死因第一位，成為台灣新國病。國病的定義，並不是發生比率最高，而是對健康威脅最大。在十大癌症中，肺癌死亡人數最多、存活率最低、健保支出最高，但我們對肺癌的警覺性，還遠遠不夠！

自一九八五年開始，肺癌便成為全世界發病率和死亡率最高的惡性腫瘤，根據世界衛生組織（WHO）公布的資料顯示：**肺癌是全球死亡率最高的癌症**，在二〇一五年就造成了一百六十九萬人死亡，五年存活率僅百分之十五；同時，雖然男性肺癌死亡人數高於女性，但女性因肺癌死亡人數也已位居第一。女性肺癌患者呈上升趨勢，美國肺臟協會（American Lung Association）統計過去三十九年肺癌新病例發現，男性患者下降百分之三十二，女性卻上升了百分之九十四。

在台灣，二〇〇四年肺癌死亡人數首度超越肝癌，自此一路攀升，二〇一六年肺癌死亡人數超過九千人，在十大癌症中存活率最低，而且約五萬多名肺癌患者，約為大腸癌、乳癌患者的一半，卻花費了最多健保資源。

發現初期肺癌的比率低

肺癌為什麼難治又燒錢？**關鍵在於發現得太晚**。

從統計數字來看，二〇〇七至二〇一五年，肺癌新發生病患中，第一期的比率有慢慢提升（由百分之十一增加至百分之二十二），但第四期的比率仍居高不下，在十大癌症中，肺癌第四期發現的比率最高，達百分之五十七・九。這時往往已來不及手術，必須藉由標靶藥物、化療，甚至免疫療法來延長生命，一年醫療費用至少上看百萬。

「愈早發現、治療效果愈好」這項醫療鐵則同樣適用於肺癌。以全世界肺癌治療成績最好的日本為例，二〇〇二年其肺癌新發現病例中，第一期就高達百分之四十四，二〇一四年日本不分期肺癌五年存活率達百分之三十二，台灣、韓國約百分之二十，全球平均僅百分之十[①]。

我常感嘆，台灣肺癌治療落後日本二十年，最大的差距，就是初期肺癌被發現的比率太低。

肺癌診斷存在城鄉差距

其實，台大醫院初期肺癌達百分之四十三、不分期別五年存活率百分之三十二，已不輸日本；但台大醫院雲林分院初期肺癌僅百分之十六，這提醒了我們：肺癌診斷存在著城鄉差距。

同樣的台大醫師，卻有不同結果，差異來自篩檢觀念和工具的不同。目前，臨床上以低劑量電腦斷層掃描（low dose CT，簡稱LDCT）最有機會偵測到初期肺癌，但需自費四到六千元的經濟負擔，以及二十張病床以上醫院才能設置的規定，雖不能說百分之百影響，但確實是北部人更有條件發現初期肺癌。

再以日本為例，LDCT檢查在日本相當普及，百分之二十一企業員工的職場健檢就有做LDCT；而為了縮短城鄉差距，自二〇〇〇年起積極推動LDCT健檢車巡迴偏鄉區域，當地民眾只需要負擔約新台幣一到二千元的費用即可進行檢查，有效提高了日本肺癌的初期篩檢率。

那麼，基於健康平權、改善肺癌治療成效、減少龐大的醫療支出，我們是否該推動大眾肺癌篩檢計畫？

目前醫界對於LDCT檢查還有爭議（詳見本書P.40），就我個人去年開了六百多例肺癌的經驗，我相信補助五十或五十五歲以上，抽菸或有家族病史者肺癌篩檢，相對於肺癌醫療費用的節節上升，絕對是兼顧促進國民健康且撙節健保負擔的有效策略，以一個人篩檢成本三千元來推算，一千萬能篩檢三千多人，以百分之一的肺癌發生率來看，就可能找到三十個只要手術就能根治的第一期病人，有效縮減肺癌醫療費用的支出。

而對一般大眾來說，四十歲以上做第一次LDCT，是比較安心的選擇。我常講：只要經濟許可，**四十歲以上「還有在呼吸空氣的人」都需要檢查**。畢竟，不抽菸的非典型肺癌患者愈來愈常見，誰是肺癌高危險群？可說是人人有機會。

---

① 歐美國家肺癌多與抽菸有關，預後較差，標靶治療有效的比率也較低，影響其存活率表現。

不抽菸，仍躲不開肺癌侵襲？

在台灣，「不抽菸女性罹患肺腺癌」比率上升，是一道正待破解的難題，而背後的原因，可能不是$PM_{2.5}$就能解釋的。

男性肺癌率趨緩、女性卻上升？

癌症變化需要時間，以美國菸害防制經驗為例，男性吸菸率由一九六五年的百分之五十一・九下降至二〇〇八年的百分之二十三・一，二十五年後，即從一九九一年開始，其肺癌年齡標準化發生率與死亡率開始呈現下降趨勢。

根據國民健康署統計，台灣自一九九七年實施菸害防制，成年人吸菸率從一九九〇年的百分之三十二・五，降至二〇一六年的百分之十五・三，對比肺癌發生率發現，在一九九〇年前，男女都是快速上升，而近十年間（約二〇〇五年後）男性肺癌發生率已趨緩，顯示台灣推動菸害防制的成效。

然而，二〇一五年癌症登記資料顯示，肺癌一萬三千零八十六個新增個案中，一萬零五百七十一有註記吸菸情況，其中四千一百三十七人吸菸、六千四百三十四人不吸菸。值得注意的是，隨著抽菸比例下降、與抽菸有關的肺癌逐漸降低，**突顯出「不吸菸卻罹患肺癌」的情況，其中尤以女性為主**。二〇一七年《ACTA ONCOLOGICA》期刊一篇針對不吸菸者肺癌研究顯示，患者大多是女性，占百分之七十四，而且高達百分之九十三是肺腺癌。

過去，肺癌和吸菸畫上等號，抽菸及二手菸、三手菸都是可能導致肺癌的危險因子，所以，不吸菸的女性肺癌患者，要考慮是否與家人吸菸有關。統計顯示，丈夫抽菸，妻子死於肺癌的機率是不抽菸者妻子的二到三倍；吸入二手菸者的肺癌罹患率比一般人高百分之三十，前副總統蕭萬長不吸菸，父親卻是老菸槍，因此他曾在受訪時表示，自己罹患肺腺癌或許與長期吸二手菸有關。

不抽菸，也可能罹患肺癌

無庸置疑，菸草是肺癌的危險因子，但同時也有愈來愈多證據顯示：自己和家人都不抽菸，也可能罹患肺癌，例如：副總統陳建仁、台北市長柯文哲的太太陳佩琪醫師。不只台灣，二〇一〇年韓國、日本和香港科學家統計了全球不吸菸者的肺癌發生機率，結果發現：每年肺癌在全球造成一百六十九萬人死亡，其中不吸菸患者占百分之二十五。

相對於歐美絕大多數肺癌患者都有抽菸，台灣（包括東亞地區）卻有很多不抽菸的肺癌患者，其中大多是EGFR基因突變致癌。統計顯示，美國不吸菸者中EGFR基因突變率僅百分之二十至三十，台灣卻高達百分之六十二，在亞洲國家中排名第二，僅次於越南，原因還有待進一步探究，但幸運的是，這也讓針對EGFR基因突變設計的標靶藥物在台灣有更好的治療反應，藥物選擇更多。

癌症是多重因子累積的結果

事實上，癌症本來就是多重因子累積的結果，肺癌也不例外，除了抽菸，已知與肺癌相關的危險因子包括：

1. **遺傳體質**：如三等親家屬曾罹患肺癌，或本身有癌症病史。
2. **環境因素**：包括空汙、石綿、廚房油煙、有害氣體……等。
3. **過去肺部感染**：如肺結核、慢性支氣管炎等。
4. **職業暴露**：如礦工、建築工人，或工作時長期接觸到石綿、砷、鉻、鎳、鈹、煤焦油、菸草，放射性物質（鈾、氡、鐳）等。

所以，除了最受人們關心的空汙危機，同樣值得關切的是：生活在同一片天空下，為什麼男性肺癌發生率趨緩，女性肺癌卻持續攀升？身為第一線接觸肺癌患者的臨床醫師，我認為有必要更深入了解致癌因素，不抽菸、不開伙、怕空汙又怕曬太陽有宅女傾向的女性，在都會區並不少見，卻也罹患肺癌？背後的原因不是$PM_{2.5}$

就能解釋的。

關於台灣「不抽菸肺癌患者」的來龍去脈，仍有待更多本土研究尋找答案。解謎之路還漫長，在此之前，請盡可能遠離上述肺癌危險因子，並謹記：**不抽菸，不等於不會得肺癌**。

菸害防制，仍待努力！

台灣菸害防制已初具成效，但近3年成人吸菸率下降幅度已趨緩，每年下降僅約0.58%；同時值得注意的是，高中學生電子菸吸食率由2014年的2.1%竄升至2016年4.8%。

號稱無菸草焦油危害電子菸，不但無助戒菸，更可能因假性安全感（false security）致成癮更深，而且為了促銷，許多商品運用包裝、特殊風味菸油（如：藍莓或其他水果）來吸引青少年。國外文獻資料指出：曾吸食電子菸，未來嘗試吸菸的機率較高。衛福部食藥署2018年受理1471件電子菸檢體檢驗結果顯示：有1143件、近8成電子菸含成癮性尼古丁，每30毫升的電子菸補充液等同於225支傳統香菸的尼古丁含量，還有致癌物甲醛、乙醛及其他有害物質，對健康的危害不比傳統紙菸少。

會不會有更符合健康取向的電子菸？可能有，但戒菸才是最佳選擇。在關心空汙、努力挑選抽油煙機和空氣清淨機之前，先努力達成無菸家庭、無菸環境，別忘了抽菸不只是個人選擇，二手菸、三手菸也會造成家人的健康威脅。

呼吸間潛入的肺癌危機

空汙世代，$PM_{2.5}$已證實為一級致癌物，
而肩負過濾髒空氣功能的肺，將是最直接受害的器官！

$PM_{2.5}$，提高肺癌風險的一級致癌物

二〇一三年，隸屬於世界衛生組織（WHO）的國際癌症研究總署（IARC）將$PM_{2.5}$列為提高肺癌風險的一級致癌物①，$PM_{2.5}$是指直徑小於或等於二・五微米的懸浮微粒，直徑二・五微米有多小呢？相當於一根頭髮的二十八分之一（頭髮直徑約五十至七十微米）。有毒物質可吸附在微粒表面，例如：戴奧辛、多環芳香碳氫化合物、汞、鉛、酸和苯等，因為粒徑小，容易穿過人體呼吸系統屏障，到達肺部的深處。

WHO也指出，全球每年約有百分之五的肺癌可歸因於$PM_{2.5}$的暴露，造成約三百一十萬人死亡。二〇一三年歐洲一項探討空汙與肺癌相關性的研究，規模橫跨九個國家（包括瑞典、挪威、丹麥、荷蘭、奧地利、英國、西班牙、義大利、希臘）、追蹤三十一萬兩千九百九十七人、結合十七個世代研究（cohort study）[2]發現，有二千零九十五人診斷出肺癌（平均每人追蹤十二點八年）。分析結果顯示，**每立方尺空氣中增加十微克的PM_{10}，罹患肺癌的風險增加百分之二十二；而$PM_{2.5}$每增加五微克，罹患肺癌的風險增加百分之十八**。

該研究同時發現：

- PM_{10}與$PM_{2.5}$暴露濃度較高，會顯著增加百分之五十一與百分之五十五罹患肺腺癌的風險。
- 居住地點一百公尺內，有每公里四千車流量的交通要道，可能增加肺癌罹患風險。

空汙不只提高罹患肺癌風險，二〇一六年《胸腔》期刊發表的一篇研究也顯示：**暴露於高度空汙環境，將影響肺癌病人的存活率**。

這項研究檢視一九八八至二〇〇九年間，加州被診斷出肺癌的三十五萬二千人，截至二〇一一年末的健康狀況；其中初期病患平均存活三・六年，但暴露於高濃度懸浮粒子的病患平均只活了二・四年。進一步分析發現，暴露於二氧化氮讓肺癌初期患者的死亡風險增加了百分之三十、大型懸浮微粒增加百分之二十六、小型懸浮微粒增加百分之三十八。初期病患五年存活率是百分之三十，接觸空汙程度愈高的肺癌患者，存活率愈低。

致癌物有「愈來愈小」的趨勢

不難想像有愈來愈多研究證實「空汙影響肺部健康」，事實上，導致肺癌最大的危險因子：抽菸（包括二手菸、三手菸），就是「把汙染物吸進肺部」最典型的例子，二手菸、三手菸同樣也可視為一種「空氣汙染」。

我們從臨床觀察肺癌類型的變化，就能對照反應出致癌物「愈來愈小」的趨勢。早期的菸沒有濾嘴，當時肺癌多發生在靠近氣管上部的中央型肺癌，正式病名稱為「支氣管癌」。

二十多年前，我還是住院醫師時，最常見的是與吸菸有關、以男性患者居多的鱗狀上皮細胞癌；而在我擔任主治醫師後，開始流行抽有濾嘴的菸，大的汙染物被擋住，吸進肺部的粒子愈來愈小，腫瘤也慢慢往周邊移動，因為肺臟就像層層濾網，中間寬、愈到周邊愈細密，所以愈細微的致癌物，愈容易穿透到肺臟周邊。空汙中的懸浮微粒更細微、更容易深入肺臟周邊，所以肺腺癌變多，尤其發生在右上肺葉的機率較高。

空汙不是造成肺癌的唯一因素，

中央型肺癌＆週邊型肺癌

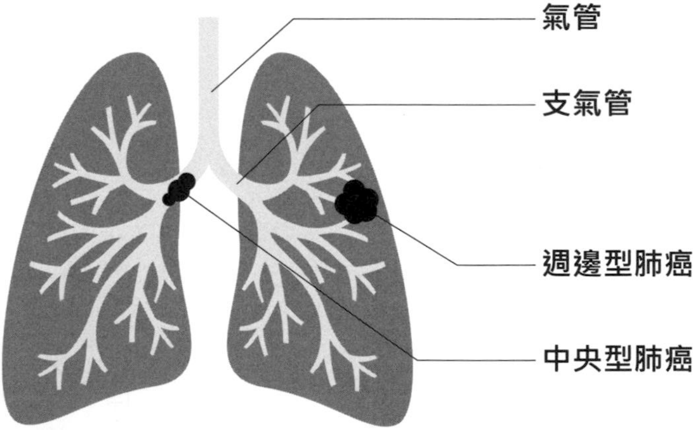

抽菸、家族遺傳、基因突變都與肺癌的發生息息相關。但菸可以戒、遺傳及個人體質無法改變，而**空汙，卻是我們可以、也必須積極面對的挑戰**。癌症病變需要十年、二十年，甚至更長時間的累積，從改變致癌因子到降低癌症發生，同樣需要長時間的努力。以B型肝炎疫苗為例，推動接種計畫十年後，台灣兒童B型肝炎帶原率由百分之十降至百分之一．七；二十年後，兒童肝癌發生率降低達百分之七十五③。

所以，**放任空汙問題繼續擴大，影響的不只你我這一代，更將「債」留子孫，**讓下一代揹上沉重的健康代價。

① 一級致癌物並非「毒性最高的致癌物質」，而是指「有足夠的證據證明對人類的致癌性，而且能從人類對這些物質的接觸，觀察到與癌症有關的生理變化，如基因突變。」

② 世代研究是具有因果推論效力的研究，方法是將研究對象隨機分成暴露組（exposed group）和未暴露組（unexposed group），暴露因子是研究者關心的變項（懸浮微粒），經過長期追蹤，比較兩組發生事件（肺癌）的比例，進而透過統計分析評估暴露因子與事件的關連。

③ 資料來自台大醫學院小兒科張美惠教授的研究，相關文章發表於一九九七年《新英格蘭醫學期刊》。

無痛的肺，察覺症狀已無救？

為什麼肺癌確診時，大多已進入第三期、甚至第四期？無聲無息的早期肺癌，該如何達到早期發現、及時治療的目標？

定期做胸部X光，卻沒找到肺癌？

台大醫院每年都會提供院內同仁例行健康檢查，二〇一三年首度針對四十五歲以上主治醫師及一級主管進行LDCT檢查，結果在三百位受檢者中，有十二位發現肺癌，明顯高於台灣肺癌發生率（約為每十萬人口，三十五・一例）。當然，從單一數據來解讀並不客觀，但這個數字仍然值得重視，我們也正在研究，期望進一步分析出背後的原因。

幸運的是，這次篩檢發現的大多是早期肺癌，手術治療效果佳；但在臨床上，大部分肺癌患者發現時已是晚期，失去手術根治的機會。

為什麼肺癌難以早期發現？因為初期腫瘤太小，不影響周圍組織，通常沒有症狀；當出現咳血、聲音沙啞、呼吸會喘、肋膜積水、骨頭痠痛，甚至意識不清時，通常已步入肺癌晚期，如果等到有症狀再就醫，已失去最佳治療時機。

那麼，有篩檢早期肺癌的方法嗎？

門診中常聽到這樣的反應：「怎麼可能是肺癌？我半年前做胸部X光檢查明明沒有異常！」

研究證實，定期胸部X光檢查無法降低肺癌五年死亡率，因為敏感度較差，要大於二公分的腫瘤才能被X光偵測到，這時可能為第三期肺癌，已有轉移風險。更大的問題是，**許多人會因為傳統健檢必備的胸部X光檢查「無異常」結果，而對肺癌掉以輕心**。

腫瘤指數癌胚抗原（CEA）僅適合追蹤

腫瘤指數升高不一定等於癌症，指數正常也不代表體內沒有癌細胞，比較適合曾經罹癌的人做為追蹤病情變化的參考。

癌胚抗原（CEA）若高於5ng/ml 表示罹癌比率升高，但通常要等到中、後期肺癌，指數才會上升；同時，CEA並非肺癌專利，其他癌症，如大腸癌、胃癌、乳癌、胰臟癌等，CEA也會上升。

胸部低劑量電腦斷層（LDCT）最佳篩檢工具

LDCT是目前唯一可以早期發現肺癌的篩檢工具，能找到〇．三公分的極微小腫瘤，可比X光提早五至十年發現肺癌，所以經篩檢確診肺癌的，大多是幸運的早期肺癌。而一公分的早期肺腺癌，透過胸腔鏡微創手術就能百分百根治。

根據《新英格蘭醫學期刊（THE NEW ENGLAND JOURNAL OF MEDICINE）》

二〇一四年統計，將五萬三千四百五十四位患者分成胸部X光及LDCT檢查兩組，經過七年多的追蹤發現，LDCT增加了百分之四十的正確診斷率，更減少百分之二十肺癌死亡率。而以台大楊泮池教授主導，針對不抽菸、家族三等親內有肺癌者的研究為例，在已收案的一萬人中，經LDCT檢查且手術後證實有肺癌的超過二百人，其中超過百分之九十以上是第一期。

和其他昂貴的正子掃描、核磁共振等醫學影像檢查相比，自費約需四到六千元的LDCT，檢查前不必禁食、不用顯影劑、做一次只要五分鐘，輻射劑量低，約1.5mSv（最新儀器可低至0.5mSv）約為傳統胸部電腦斷層檢查的六分之一到十分之一，接近照一次標準正面及側面胸部X光的十三到二十二倍，而台灣每年背景輻射[1]平均約為1.6mSv。

隨著空汙、肺癌議題的持續發酵，愈來愈多人指名要做LDCT檢查，許多醫院、健檢中心也將LDCT列入常規檢查項目。但是，每個人都該做LDCT檢查嗎？

如果你長期抽菸、直系親屬有肺癌，或處於高危險環境，以癌症發生高風險年齡平均五十五到六十五歲之間來看，可以往前推十歲，也就是四十五歲開始檢查；

擔心空汙或其他環境因素影響（例如：你是機車族、住在空汙嚴重區域），四十歲檢查也不算太早。但即使不菸不酒、沒有家族史，也不保證沒有肺癌風險，為求心安，建議可在四十到四十五歲間做一次LDCT檢查。

然而，這項檢查在醫界也有不同意見。統計顯示，高達三分之一的人檢查後發現有肺結節，其中只有百分之一到二被診斷為肺癌，所以，推廣LDCT是否導致過度診斷、過度治療的問題？

建立正確篩檢態度

在做LDCT檢查前，要先了解：大部分的肺結節不是肺癌。我自己就有三顆肺結節，已持續追蹤超過十年。

肺結節可能來自過去發炎、感染留下的痕跡，絕大多數是假警報，重點是如何準確判讀檢查影響，綜合結節大小、外形、位置及個人家族史、是否抽菸等狀況來判斷，並擬定正確追蹤或治療計畫。

目前醫界尚未形成共識，尤其是台灣推行健保，看病方便，有些醫院採績效制，傾向鼓勵病人看診、開刀，可能開十個〇・三公分結節只發現一個肺癌，新聞報導就寫上：「〇・三公分也可能是肺癌！」的恐嚇式標題，讓檢查出小結節的民眾憂慮不安，倉促決定動不必要的手術。

所以，面對「發現肺結節」，我的建議是：

結節尺寸（公分）	處理方式
小於0.5	一年追蹤一次。
0.5～1	・轉移比率極低，半年追蹤一次，情況穩定後追蹤時間可延長為一年。 ・若有變大、變明顯等狀況時，可詢問專科醫師意見，考慮進一步處理。
大於1	可考慮手術處理，因大於一公分的病變，五年存活率低於一公分以下的病變。

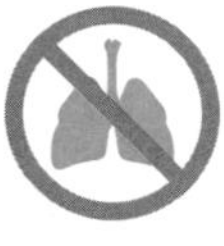

與肺癌相關的可疑症狀

　　我們鼓勵透過篩檢發現早期肺癌，但如果你有以下症狀，請務必提高警覺。

- 咳嗽：是最容易聯想到肺癌的症狀，約65%的肺癌病患有持續咳嗽的問題。
- 喘鳴聲：當氣管阻塞或狹窄時，空氣通過時會發出喘鳴聲，腫瘤也可能是造成阻塞的原因。
- 胸痛：肺癌侵入胸壁會造成嚴重疼痛，而且在深呼吸、咳嗽或大笑時會更痛。但也可能只是過度咳嗽，拉傷肌肉的副作用。
- 聲音嘶啞：腫瘤壓迫位在氣管和食道之間的喉返神經時，可能影響聲帶閉合。但也可能是聲帶癌，或吸菸造成的。
- 呼吸短促：肺腫瘤阻止足夠的空氣進入或有胸腔積液，影響肺部擴張，感覺喘不過氣。
- 多發性肺炎：當腫瘤阻斷肺部較小的氣道時，細菌繁殖加劇，可能導致感染。

隨著腫瘤慢慢長大，靠近肺臟中央的腫瘤可能刺激或壓迫支氣管，引發咳嗽、咳血、呼吸急促、肺炎等現象；靠近肺臟周圍的腫瘤，可能引發大量肋膜腔積水、造成呼吸困難；肺癌腦轉移時會產生頭痛、嘔吐或類似中風現象；骨頭轉移時會引發劇烈疼痛或骨折；肺癌細胞分泌具有生物活性物質時，可能表現出杵狀指（請詳見P.213）、肌肉無力或內分泌功能混亂等，看似與肺癌無關的症狀。

① 背景輻射（background radiation），又稱本底輻射，是在環境中持續存在，可以是源自人為排放或自然存在的輻射。

贏戰肺癌的關鍵對策

肺癌超難治？到末期只能倒數計時？

事實上隨著醫學進步，微創手術、標靶藥物、免疫治療推陳出新，大幅提升肺癌治療效果。

別執著於存活率的統計數字，積極面對，掌握精采人生。

病例故事

在台大醫院、肝病防治基金會當了二十多年志工的淇媗，從沒想過自己有一天會從志工變成肺癌末期病人。

二〇一三年五月，看到新聞報導台大醫院多位醫師在例行健檢發現罹患肺腺癌，讓淇媗心生警覺，諮詢醫師後，決定做LDCT檢查，結果竟發現，不抽菸、沒有肺癌家族史的她，左肺有顆二．一公分的腫瘤，幸好是第一期肺腺癌。手術切除整葉左上肺後，以為已解除警報，卻在二年後出現胸悶症狀，檢查發現癌細胞已轉移到全身骨頭跟淋巴，確診為肺腺癌第四期。

在這五年間，淇媗動過三次手術，切除左肺、右肺、胸骨；接受過十一次免疫療法、十七次化療、六次放療和光子刀——而這些治療數字，還在持續累計中。

但直到今天，淇媗仍然樂當志工，積極分享抗癌經驗，演講、拍微電影、參加病友活動，精神十足的她，看起來完全不像病人！

選對療法，有效延長生機

淇媗是肺病防治基金會的模範志工，她的親身經歷，鼓舞許多病友面對肺癌的勇氣。但除了個人抗病意志，醫學進步更是提升肺癌治療成效的關鍵因素。

過去醫界對於治療肺癌能使用的「武器」有限，開肺更是重大手術，所以，民眾普遍存在「肺癌預後不佳」的印象；但隨著醫學進步，從微創手術、標靶藥物、免疫療法的發展，醫師面對肺癌治療不再束手無策，甚至逐漸朝向能提供病人量身訂做的精準醫療時代。

肺癌治療大致分成局部治療及全身治療，病人適合什麼樣的治療？取決於分期。如果腫瘤還沒轉移，例如第一期，局部治療：手術直接切除腫瘤就可以，而且預後良好。若是腫瘤難以透過手術切除乾淨，或有淋巴結轉移、甚至已遠端擴散，例如3B期或第四期，大多不建議動手術，而需要化療、標靶藥物進行全身治療。

能以手術切除腫瘤，是肺癌最理想、存活率最高的治療方法，透過手術取出的腫瘤組織進行病理切片及基因比對，有助了解病情、評估預後狀況，提供擬訂後續治療計畫的重要參考資訊。

放射治療是以高輻射線殺滅腫瘤，像是電腦刀、質子刀、光子刀、螺旋刀……等多種名詞；或是物理性的，利用電燒、雷射、冷凍、微波來殺死癌細胞。但這些方法都無法取得腫瘤組織進行化驗、分析；而放療、電燒等治療更會造成疤痕，很難確認是否還殘留有癌細胞，需要透過昂貴的正子攝影檢查，或是等到局部復發甚至轉移時，才知道癌細胞沒有百分百清除乾淨。

所以，除非病人不適合動手術，例如：年紀太大、心肺功能不佳時，才建議考慮上述放射治療等替代療法。

進步1 開肺大躍進——免插管微創手術

傳統開胸手術要打斷第五及第六根肋骨，再用開胸器撐開肋骨間隙，留下長達二十到三十公分的傷口，疼痛程度高；為了減少標準開胸手術的疼痛及併發症，對於肺臟局部病變也發展出傷口約五到十五公分、不用打斷肋骨的迷你開胸術。

近年來，微創手術發展迅速，逐漸取代傳統開胸手術。早期肺癌透過胸腔鏡手術可不必開胸，不必插管；以前手術要插三管：呼吸管、胸管、尿管，現在是「無管」，甚至不用麻醉，同時透過CT影像導引，更能精準定位手術部位。

這種手術方式不但只留下極微小的傷口，更重要的是只需要最少量的麻醉藥、可保留更多肺功能、手術隔天就能出院。現在，台大醫院開胸手術的比率不到百分之五，高達百分之九十五的病人都能使用內視鏡手術。二〇一五年陳建仁副總統經LDCT檢查發現肺部病變，便接受胸腔鏡微創手術切除〇・九公分的腫瘤，手術後僅三天就出院，更幸運的是，進一步檢查未發現轉移跡象，病理檢查結果肺癌期別為1A，無需化療及標靶治療。

但幸運的前提是「發現小於二公分」的微小肺癌，可利用胸腔鏡進行局部切除：只切除腫瘤及少部分周圍組織，保留更多肺臟組織，不但術後復原迅速，更能最大程度保留肺功能，肺臟無法再生，人體五片肺葉

不適用胸腔鏡手術的情況

- 腫瘤太大（超過7公分）
- 病灶與大血管界限不清
- 胸腔內極度粘黏
- 患者無法承受一側肺部塌陷

註：胸腔鏡手術時該側肺部要停止充氣並塌陷，以免影響視野，心肺功能不佳的病患可能因此血氧下降，就要用開胸手術。

（左二葉、右三葉）若切除一片，肺功能約損失百分之十到二十，雙肺葉切除約百分之四十，右肺全切除將喪失百分之六十的肺功能。

術後肺功能不足會影響生活品質，例如：走幾步就喘、呼吸困難、二氧化碳堆積、低血氧、無法排痰增加肺部感染機率等問題。

進步2 精準醫療——客製化專屬治療方案

標靶藥物、化學治療，以及最新發展的免疫治療，都是強調「量身訂做」的精準醫療，透過基因檢測、生物標記等技術，選擇適合的治療計畫。

標靶藥物是針對不同致癌基因突變，如：EGFR基因突變、或是ALK基因的病人而設計的。以EGFR基因突變為例，較常出現在「不抽菸肺腺癌女性病患」身上，台灣大約有百分之五十的肺腺癌患者為EGFR基因突變，也就是說，有一半病人使用這類標靶藥物是有效的，但只能抑制、無法完全消除腫瘤。

所以，在服藥一段時間後平均約八到十個月，但臨床上也不乏持續使用更久的個案。可能產生抗藥性，腫瘤又再變大、復發。因此，研發出訴求藥效更強、更持久的第二代標靶藥物，相對的，藥物副作用也愈顯著，像是引起間質性肺炎、皮膚疹、甲溝炎、肝功能異常等。

另外，針對晚期非小細胞肺癌的第三代標靶藥物，在臨床上適用於已對EGFR-TKI有抗藥性及T790M突變的患者，有較佳的療效，常見的副作用有皮膚乾燥、腹瀉等。

標靶藥物能鎖定殺死特定癌細胞，比起傳統化療，副作用已大幅減少，在治療期間如有任何狀況，可與醫師討論改善方法，例如：擦藥或塗乳液改善皮膚問題，或必要時調整藥物劑量。即使無法根治腫瘤，標靶藥物仍是醫學界致力研發重點，陸續有新一代標靶藥物問世，提供晚期肺癌患者更多治療機會。

而沒有上述基因突變的病人則適用化學治療，利用生物標記鎖定目標族群，選擇注射或口服藥物及最佳效果的療程組合；若檢測PD-1或PD-L1反應率為陽性的病患，亦可考慮透過免疫治療，喚醒自身免疫系統對腫瘤細胞發動持續性攻擊。

二〇一八年九月，衛福部更開放六項人體細胞治療，包括標準治療無效及第四期癌症患者，可抽血取出自體免疫細胞，在體外「培訓」提升殺滅癌細胞的能力，再送回人體，相較於免疫治療，是更針對個人需要量身訂做的專屬治療方式。

總之，愈來愈多的治療選擇，為提升晚期肺癌患者存活率帶來新希望。

最佳策略 早期發現、手術根治

展望未來，相信肺癌治療會發展出更多、更好的方法，但到目前為止，無論標靶藥物、免疫治療都有適用對象及治療極限。所以，只建議使用於3B和第四期患者，早期肺癌的治療仍以手術為優先。同時，這些治

第4期肺癌就是末期？

事實上，隨著醫學進步，愈來愈多第4期肺癌病人能活過5年甚至更久，已轉移的第4期肺癌也可以嘗試用局部治療、個個擊破，例如：腦轉移用電腦刀、骨轉移用放射線，再多管齊下，結合多種治療方式如標靶或化療等，提升治療效果及生活品質。

所以，別再被「末期」束縛，請勇於接受治療。

療都需要龐大的醫療費用，造成健保財源及家庭經濟的沉重負擔，能延長的存活時間卻很有限。

所以，贏戰肺癌，最佳策略是及早發現第一期肺癌，手術切除，以達到根治性治療為目標。

Note 要注意的是，腫瘤生長速度不是規律的，一旦有變化，可能會在短時間內迅速發展。也就是說，雖然肺癌分成第一到第四期，但很可能不經過第二、三期就直接由第一期跳到第四期，諮詢專科醫師建議、及時治療，才能掌握治癌時機。

術後問題　妥善照顧可恢復

疼痛

肺癌術後往往會有疼痛症狀，需要按時服用止痛藥。有時不一定是傷口痛，而是受神經牽扯影響，疼痛轉移至其他部位，但通常在術後一到三個月會慢慢改善。

慢性咳嗽

術後支氣管變敏感，容易造成慢性咳嗽，所以術後要遠離菸害，不只不抽菸，也要避免二手、三手菸，同時避免刺激、冰冷食物。

強化肺功能

肺癌手術後或多或少會影響肺功能，患者更可能因傷口疼痛而不敢深呼吸、咳嗽，造成痰液累積、引發肺部感染。所以，要配合肺部復健，透過呼吸訓練、咳嗽及排痰技巧，恢復肺功能。

呼吸練習，強化肺功能！

A. 橫膈式呼吸法

我們會教開胸手術後的病人練習橫膈式呼吸，減少呼吸牽動胸腔傷口造成的疼痛，避免怕痛不敢深呼吸，導致肺葉擴張不全的狀況。這種訓練對呼吸困難的病人（例如：慢性阻塞性肺病）也很有幫助，讓病人學習以比較省力的方式呼吸。

橫膈式呼吸即一般人說的腹式呼吸，可選擇讓病人在呼吸輔助肌較放鬆的姿勢下進行訓練（如躺姿），讓病人練習吸氣時腹部需鼓起（即使用橫膈肌吸氣）。有人認為多用橫膈式呼吸可按摩腹部臟器，一般人平時也可以多練習。

Step1

採躺姿，吸氣時，腹部慢慢隆起。

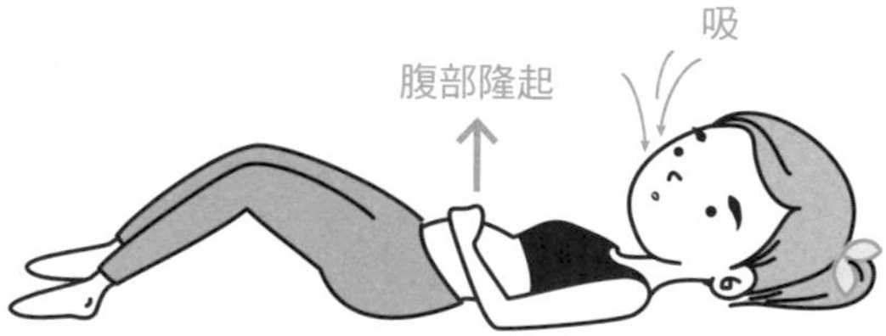

Step2

吐氣時，腹部慢慢內縮。

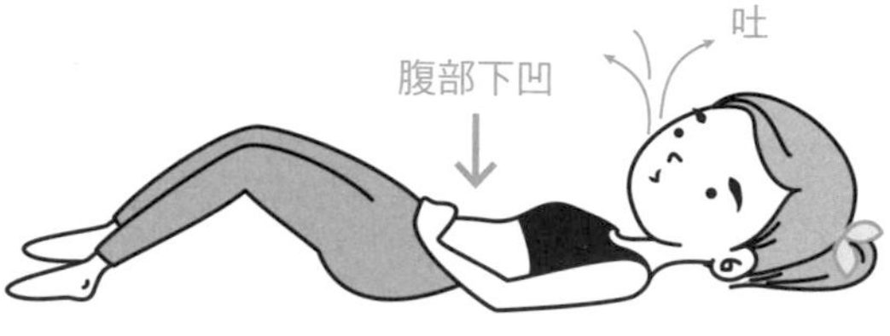

B. 圓唇吐氣法

此吐氣法對緩解呼吸困難，有幫助。

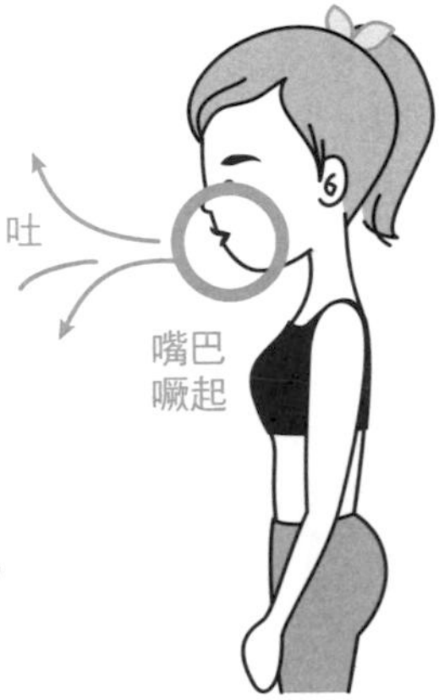

Step

吐氣時，將嘴巴噘起，好像吹蠟燭般，將肺部裡的氣體慢慢吐出。

C. 胸部擴張運動

若以橫膈式呼吸搭配胸部擴張運動，效果會更好。

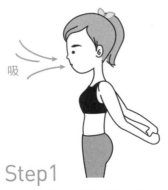

Step1

雙手在背後交握，吸氣時，雙手上抬，腹部隆起。

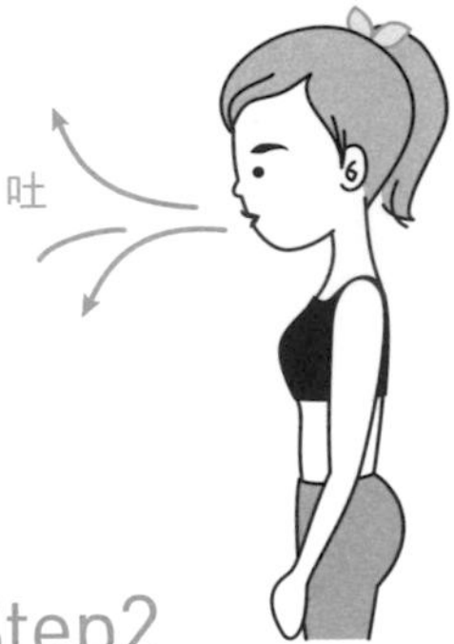

Step2

吐氣時，腹部慢慢內縮，然後讓交握的雙手慢慢放下。

資料提供｜台大物理治療學系暨台大醫院物理治療中心助理教授　王儷穎

持續運動訓練可改善患者因肺葉切除造成的心肺功能衰退，促進功能活動能力，降低可能發生心肺併發症的機率並減少再住院時間；研究也顯示，肺癌患者無論是否可以開刀，進行運動訓練都能改善心肺功能，維持活動力，幫助提升肺癌患者的生活品質。

像是有氧運動，如固定式腳踏車或跑步機；周邊肌力訓練，如利用啞鈴或彈力帶；強化上肢及呼吸肌的肌力……等，在治療前後都可以尋求物理治療協助，規畫適合自己的運動計畫。

營養加油，保存抗癌戰力

聽到罹癌，很多人會開始問：為什麼是我？苦思自已生活中各種致癌因子，除了配合醫師治療，調整飲食是最常見的抗癌之道。坊間曾有「餓死癌細胞」的迷思，但事實上許多病人最終不是輸給癌細胞，而是被營養不良打敗，**維持體重是儲備抗癌戰力的重要關鍵**。

癌症病人常會變得消瘦，營養不良常會加重治療副作用、須暫停治療造成癌細胞擴增、降低免疫力增加感染機率、體力變差、走不動或容易跌倒，同時，體重流失較多的患者，存活率也較低。

癌症病人要注意均衡飲食，攝取足夠熱量，如果體重持續減輕，例如：半年內減輕百分之五①、BMI小於二十且體重減輕百分之二；或是無法判斷體重改變，但有衣物變鬆、食慾差、想吐、腹瀉、吞嚥困難等狀況時，要尋求營養評估。

營養師、衛教師可提供治療期間的飲食原則，像是噁心、嘔吐、腹瀉、便祕、貧血、白血球過低等狀況時的改善技巧；或是化療期間要暫停服用可能加重化療副作用的人參、靈芝等抗氧化、增強免疫的保健食品；放療期間有口腔潰瘍、吞嚥困難時要少量多餐，選擇軟質、溫和不刺激的食物，或搭配醫療營養補充品等。

除了專業的飲食建議，其實滿足、鼓勵患者對食物的慾望也同樣重要，在食慾不振時，一碗家鄉味的小吃能讓患者多吃幾口，就是令人高興的事。

◎戰勝肺癌這樣做！

YES	NO
○ 透過 LDCT 檢查，盡早發現	✕ 抽菸、二手菸、三手菸
○ 勇於接受治療	✕ 迷信偏方
○ 健康四寶：充足睡眠、適度運動、均衡營養、樂觀心態	✕ 不良生活習慣或環境
○ 避免空汙，勤帶口罩	

① 體重減輕百分比＝（平日體重－現在體重）÷平日體重%，例如：平時60公斤，一週內體重降到58公斤 ，（60－58）÷60X100%＝3.3%，即體重減輕3.3%。

財團法人肺病防治基金會告訴你的事

二十四小時待命、幾近全年無休，但即使如此，一個醫師能做到的事，仍有極限。而當聚集起每一個人的力量，相信終能實現「維護呼吸健康、降低肺癌的健康威脅」使命。

我的病人都有我的手機號碼、email。很多人會問：「你不怕電話被打爆？」為了工作需要，我的手機是二十四小時開機，而奇妙的是，病人很少打來，真有問題也會先傳訊息，甚至有狀況到了急診室，還是等到隔天早上才聯絡我。

會主動給病人我的聯絡方式，源自二〇〇九年兼任雲林分院外科部主任時，我每週一到週三都不在台北，聽到病人說：「陳醫師，你去雲林時我們感覺像孤兒一樣。」想了想，決定留下電話，讓病人隨時可以找到我，就不會害怕了。

我想人是互相的，病人感受到關懷，當然也能體會醫師的忙碌，不會隨便打電話。所以，這習慣也就一直持續到現在，我的白袍口袋裡固定裝著印好聯絡方式的紙條，方便隨時提供給需要的病人。

雖然現在外科手術愈來愈強調精準、微創，但過去開肺可是個大手術，導致一直到今天，很多病人聽到要開肺，還是會有「可能再也醒不過來」的焦慮。我常和學生說：如果病人都敢把命交給你，你怎麼會不敢把電話號碼留給他？

身為外科醫師，不敢期望每次都能挽救病人的生命，但期待從看病的第一天，就和病人做一輩子的朋友。

如果能提早發現，就能開刀救他……

然而遇到救不了的病人，難免令人感到挫折、沮喪。

小孩剛出生，爸爸卻確診末期肺癌，媽媽抱著孩子哭訴、跪求醫師「請讓我的孩子有爸爸！」我們卻束手無策，尤其在化療不夠進步、還沒有標靶藥物、免疫治療的年代，該如何告訴病人和家屬，大概只剩半年到一年的時間了。

在我的門診中，上述類似情況反覆出現。外科醫師最擅長的，是用雙手把腫瘤清乾淨，但只有早期發現，我們才有用武之地。所以，每當門診又遇到末期肺癌病患，腦海總會閃過一個念頭：「如果能提早發現，我就能開刀救他。」這就是我們投入推廣肺癌篩檢的動機，在政府財源有限的情況下，身為醫師，有責任告訴民眾如何正確、有效的防治肺癌。

財團法人肺病防治基金會的成立

該怎麼做？我們參考了肝癌防治的成功經驗，在一群志同道合的朋友支持下，成立了「財團法人肺病防治基金會」。

肝病曾是台灣國病，但現在B肝帶原率已從百分之十五降至百分之一，肝癌發生人數下降，肝癌治療存活率居全球第二位，僅次於日本，成功擺脫「國病」稱號，除了疫苗政策奏效，更與肝病防治基金會長期呼籲、喚起國人對預防肝病三部曲「肝炎—肝硬化—肝癌」的重視有關，二十多年來持續深入台灣各偏鄉及山地離島，定期巡迴舉辦免費保肝篩檢，讓肝病篩檢形成全民運動。這些成果得來不易，也深深激勵我們相信：有心，就能讓基金會成為推動肺病防治的重要力量！

因此我們決心站上第一線，透過一場又一場的演講和民眾溝通。雖然非常費心耗時，但影響力確實在慢慢發酵中。還記得不過三、四年前，談起$PM_{2.5}$的問題還很少有人知道，現在已是熱門話題；剛開始聯絡安排演講時要花許多時間說明，主動提出補助LDCT檢查還曾被當成詐騙集團，但是一步一腳印，當我在演講時發現，有聽眾了解胸部X光無法偵測早期肺癌，主動去做LDCT時，我知道，人們的觀念已慢慢改變。

重要的二個使命

簡單來說，財團法人肺病防治基金會只想做到二件事：

一是推廣LDCT，改變台灣肺癌患者以末期居多的現況，增加早期發現比率，提升肺癌存活率；目標是希望第一期肺癌的比率能從百分之二十提升到百分之四十。

二是促進國人呼吸健康，人可以幾天不吃、幾十小時不喝，但不呼吸卻撐不了五分鐘。所以，在空汙環境下，每一個人的肺都逃不掉被迫過濾髒空氣的宿命。

為了提升民眾對肺癌篩檢及呼吸健康的認知，我們優先補助交通警察、消防和環保隊員，他們都是為了服務民眾被迫置身空汙環境，主動配合篩檢的意願高；而將各方捐助的善款用在為民服務的人身上，更符合普世價值。

雖然只有二個目標，但我們已做好必須長期奮鬥的準備。目前基金會除了醫護同仁，最主要的力量來自志工伙伴，他們大多是肺癌病人，抱著自助助人的心情，積極參與；但我們更期待社會大眾也能理解、投入，共同爭取「呼吸健康、遠離肺病」的願景。

財團法人肺病防治
基金會

PART

2

不只傷肺？
空汙引發的健康危機

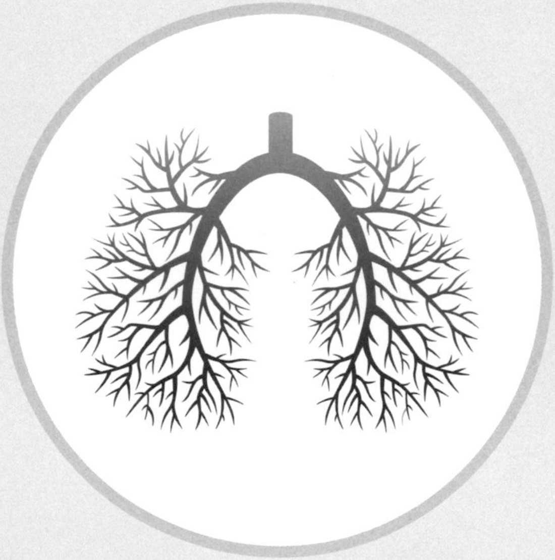

空汙殺手，每年造成八百萬人提前死亡

空汙不只會刺激眼睛、皮膚、呼吸道過敏不適，影響肺部健康甚至肺癌，更與全身多項病變有關。

與空汙有關的致命疾病

空汙為什麼會致命？簡單來說，是空氣中的汙染物質隨著呼吸進入，因為粒徑小（如：$PM_{2.5}$）可深入肺泡，隨著血液循環送到全身，吸附在微粒上的硫氧化物、重金屬、戴奧辛、多環芳香烴、臭氧、一氧化碳、一氧化硫、二氧化硫……不同成分，造成不同的毒性反應，其中最主要的負面影響是引起發炎反應、增加氧化壓力，進而導致多種慢性病、癌症的發生。

目前已確認與空汙有關的致命疾病，包括：缺血性心臟病、中風、肺炎及其他呼吸道感染、慢性阻塞性肺病、肺癌；根據WHO估計，各疾病死亡人數中與空汙有關的占比為：成人心臟病占百分之二十五、中風占百分之二十五、慢性阻塞性肺病占百分之四十三、肺癌占百分之二十九。

從WHO全球性環境空氣汙染資料庫統計顯示（此資料庫涵蓋一百零八個國家、超過四千三百個城市的空氣品質數據），估計二〇一八年全球每十人中，就有九人呼吸著高度汙染的空氣，平均一年約有八百萬人死於環

800 萬空汙致死者疾病分析

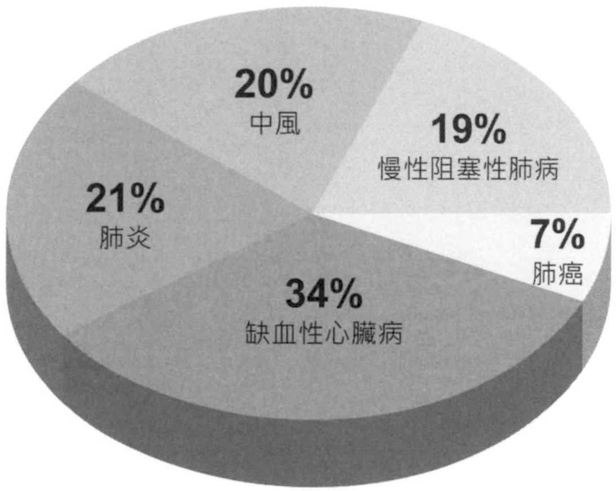

境及室內空汙，其中有一半以上位於東南亞（包含印度）和南太平洋地區（包含中國），可見空汙問題在亞洲地區的嚴重性。

除了致命疾病，更不斷有研究指出，空汙與其他多項疾病風險有關，包括糖尿病、高血壓、失智、肝癌、腎、腸道疾病、骨質疏鬆等，雖然確切致病機轉有待進一步研究，然而只從全身性發炎反應、氧化壓力的致病機轉來看，空汙引發的健康威脅確實可能遍及人體各器官組織。

事實上，許多疾病的發生，背後原本就有多重因素，可能包括基因、病毒感染、飲食及生活習慣等多項因素的綜合後果，例如心血管疾病除了空汙，高油、高鈉飲食造成的風險也同樣重要。值得注意的是，空汙並非單一或主要致病因素，卻很可能加速器官組織的損傷、提高罹病風險。

根據WHO統計，空汙已躍升為全球重要健康風險因素，超越菸草，每個人平均一天要呼吸超過一萬公升空氣，呼吸健康空氣應該視為人們的基本權益。

空汙造成的人體健康危機

大腦 Brain

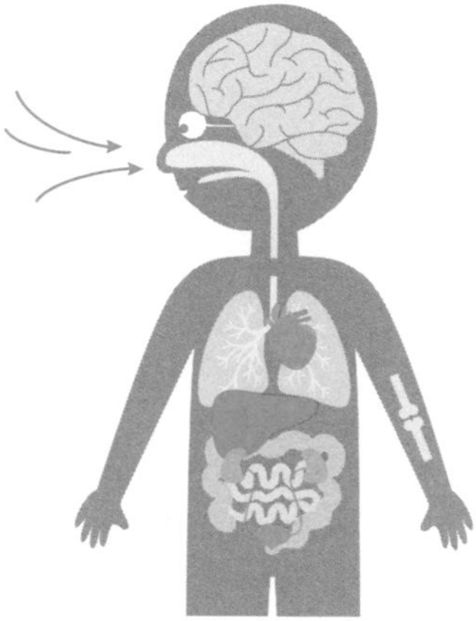

引發中風。造成認知功能衰退或損害，影響兒童認知發展，專注力及記憶力下降；亦可能成為阿茲海默症或其他失智症的危險因素。

有研究認為，$PM_{2.5}$可經由鼻腔通過血腦屏障，侵入大腦，引起神經發炎反應，提高兒童過動、不專心的風險。

呼吸道及肺臟 Respiratory tract & Lung

誘發過敏性鼻炎、支氣管炎、氣喘，也可能導致肺癌。

NOTE

根據健保署公布2016年國人使用醫療費用前20大疾病排行榜，其中與空汙高度相關的包括：呼吸系統其他疾病、呼吸和胸內器官惡性腫瘤及慢性下呼吸道疾病，醫療費用總計超過292億元；同時，國人每年死於肺癌及慢性下呼吸道疾病者（如：慢性阻塞性肺病、氣喘）已超過16,000人。

心血管 Cardiovascular

造成血管慢性發炎、內皮細胞受損、動脈粥狀沉積、生成血栓，引發心血管疾病。

NOTE

$PM_{2.5}$每立方公尺增加10微克：

- 總死亡率增加15%
- 心肺疾病死亡率增加15%
- 心血管疾病死亡率增加10～15%
- 缺血性心臟病死亡率增加15～20%

骨質 Bone

容易骨質疏鬆。65歲以上患者的骨折風險隨空汙程度增加，尤其$PM_{2.5}$濃度最高與最低區域相比，發生率提高5%。住在空汙愈嚴重地區的低收入中年男性，體內的副甲狀腺荷爾蒙濃度與骨密度都愈低。

肝臟 Liver

長期暴露在$PM_{2.5}$下，會讓肝臟發炎，進而增加罹患肝癌風險。肝癌患者治療期間如持續暴露於$PM_{2.5}$濃度較高的環境，治療效果或預後也較差。

眼睛 Eye

眼睛紅、發癢，引發過敏性結膜炎。

腎臟 Kidney

腎功能下降。高$PM_{2.5}$濃度將增加洗腎患者死亡率。

皮膚 Skin

引發濕疹、蕁麻疹，異位性皮膚炎惡化。孕婦暴露於空汙環境，增加寶寶出生後罹患濕疹的風險。空汙引發的慢性發炎反應，會加速皮膚老化、斑點等問題。

腸道 Gut

增加腸躁症、腸道感染疾病、腹痛。除了吸入，空汙中的有害成分也會造成食物及水源汙染而吃進腸胃道，導致腸道屏蔽受損，使腸道菌產生的有害物質進入體內循環，加劇慢性發炎反應。

除了上述這些器官可能受到損傷，長期慢性發炎導致胰島素阻抗，會增加糖尿病風險。

膀胱 Bladder

增加罹患膀胱癌的風險。

空汙小百科

什麼是$PM_{2.5}$？什麼是PM_{10}？而又何謂O_3？和CO？搞懂空汙「關鍵字」，了解我們每天呼吸的究竟是什麼樣的空氣。

懸浮微粒（Particulate matter, PM）

空氣中固態顆粒或與液滴混和物質，從海鹽、灰塵、花粉、皮屑、工廠車輛排放廢氣、噴灑農藥等都可能形成。而各地區的懸浮微粒組成成分不同，是否會有不同影響，有待進一步分析了解，目前我們以「尺寸」來分類。

空氣中懸浮微粒有大小之分，粒徑小，在空氣中停留的時間更長、影響範圍更大。同時，愈小愈能穿透呼吸系統屏障、深入人體，而且同樣重量的微粒，粒徑愈小時表示表面積愈大，愈能吸附大量有害物質，例如：戴奧辛、有機揮發物及重金屬鉛、汞等，對健康危害愈大。二〇一二年，被國際癌症研究總署（IARC）列為人類致癌物的柴油廢氣，就是由細小碳粒、氮氧化物、硫氧化物、一氧化碳、多環芳香烴化合物及其他含鹵素有機化合物等組成。

關於微粒對人體健康的影響，目前陸續有研究提出三種致病機轉：

一、可刺激肺部的神經元進而影響中樞神經及心血管之自律功能。

二、穿過肺泡進入循環系統而到達人體器官，引起發炎反應。

三、被吸入的微粒在肺部引起急性發炎反應，刺激細胞介素等物質之分泌，造成一連串放大效應及發炎反應，使得肺部發炎症狀更加惡化，並引起心血管病變。

我們常聽到的PM_{10}、$PM_{2.5}$是指不同粒徑大小的懸浮微粒。

◎PM_{10}

粒徑在十微米（μm）以下的粒子，大於十的微粒會沉積在鼻咽處，有部分可能隨痰液排出，會造成過敏性鼻炎，引發咳嗽、氣喘等症狀。

◎$PM_{2.5}$

係指微粒氣動粒徑小於二・五微米，一般的髮絲直徑大約七十微米，$PM_{2.5}$相當於髮絲的二十八分之一，微粒愈細，愈容易深入肺部，小於二微米可深入到細支氣管和肺泡，再通過肺泡壁進入毛細血管，入侵血液循環系統，所以不但會影響呼吸系統，更造成心血管系統疾病及其他健康問題，並於二〇一三年被國際癌症研究總署（IARC）確認為一級致癌物，廣泛受到全球重視。

$PM_{2.5}$很小，但還有比零點一微米更小的超細微粒，被人體吸入後可能會經由細胞吞噬作用，或穿過細胞膜到達身體其他部位，但目前仍無法有效監測。

懸浮微粒的濃度單位以微克／立方公尺（$\mu g/m^3$）表示，二〇〇五年WHO發布的《空氣品質準則》針對懸浮微粒濃度與健康的影響做出建議，提供各國參考：

單位（$\mu g/m^3$）	PM_{10}	$PM_{2.5}$	濃度與健康影響
過渡時期目標 1	70	35	在這個濃度下長期暴露，約比 AQG 增加百分之十五的死亡風險。
過渡時期目標 2	50	35	這個濃度的暴露與過渡時期目標 1 相比，約降低百分之六的死亡風險。
過渡時期目標 3	30	15	這個濃度的暴露與過渡時期目標 2 相比，約降低百分之六的死亡風險
空氣品質準則值 AQG	20	10	$PM_{2.5}$ 長期暴露的最低濃度，能減少總死亡率及心肺疾病、肺癌死亡率。

來源

懸浮微粒來自不完全燃燒，所以簡單說，只要「燃燒」就會製造煙塵微粒，包括：燒香、燒金紙、家庭烹飪。自然環境下也可能產生，像是岩石風化、海水飛沫、森林大火、火山爆發，而現在引起重視的空汙問題，主要來自人類活動製造的大量懸浮微粒，像是營建工地粉塵、道路揚塵、工廠排放廢氣；另外，大氣環境中的化學物質經過日照或其他化學反應後也會生成懸浮微粒，例如：燃煤、燃油、煉鋼廠、石化業、汽機車、船舶、建物塗料、農業施肥、養殖動物排泄等。

二氧化硫（SO_2）

是含硫燃料燃燒後與空氣中的氧結合，形成有刺激臭味的無色氣體，易溶於水，是引起酸雨的主要物質之一。會刺激眼鼻，吸入則會引發氣管收縮，對氣喘及慢性呼吸道疾病患者有明顯影響。

來源

煤和石油通常都含有硫化合物，燃燒時會產生二氧化硫，如：火力發電、石化業、工廠燃料、汽機車、船舶等。

氮氧化物（NOx）

氮氧化物主要包括：一氧化氮（NO）及二氧化氮（NO_2），一氧化氮（NO）是一種無色的氣體，當它排入空氣後會與氧氣反應，產生紅棕色的二氧化氮（NO_2），刺激眼、鼻、咽喉及呼吸道黏膜，使支氣管過敏、氣喘病人對過敏原反應更劇烈，慢性呼吸道疾病患者病情惡化。長時間接觸可能減弱肺功能、影響呼吸系統的抗病能力。

在烈日照射下，二氧化氮容易分解產生氧原子，與氧氣結合成臭氧（O_3），大氣中的臭氧層會阻隔有害的紫外線，生活中臭氧的殺菌力也常被運用，但呼吸時，臭氧具有刺激性，會引起咳嗽、氣喘、頭痛、疲倦及肺部傷害，特別是對小孩、老人、病人或戶外運動者有較大影響。二〇一六年十二月，環保署更新空氣品質指標AQI時，也首度納入「臭氧八小時平均濃度」。

來源

自然環境，如閃電，也會產生氮氧化物，人為造成的百分之九十來自燃燒過程，例如：燃煤、汽機車、柴油。

一氧化碳（CO）

無色無味，比空氣輕，對血紅素的親和力比氧氣大，會降低紅血球帶氧能力，可能造成人體及動物血液和組織中氧氣過低，吸入低濃度的一氧化碳會感覺頭痛、暈眩、疲倦，嚴重時會產生中毒現象，例如：冬天時，偶爾會有因洗澡時，緊密門窗導致一氧化碳中毒事件。

來源

含碳物質不完全燃燒的產物，汽機車排放廢氣是主要來源。

揮發性有機物（VOCs）

揮發性有機物（VOCs）的特性是在常溫下會以氣體形式存在，例如：甲醛沸點只有負十九度，容易揮發、散逸到空氣中。揮發性有機物是個大家族，包括醛、苯、甲苯、三氯甲烷等，其中甲烷是造成暖化現象的氣體，有些揮發性有機物會與二氧化氮因光化學反應而產生臭氧。

除了環境空汙，更是室內空氣品質不良的重要因素，室內VOCs濃度可能比戶外高二到五十倍！

你或許也有類似經驗，走進剛裝潢好的房子會聞到一股異味，感覺喉嚨乾、眼睛或鼻子過敏、頭昏，通常就是受VOCs的影響，當超過一定濃度時更會讓人頭痛、噁心、嘔吐；長期暴露會有呼吸困難、胸痛、咳嗽、氣管炎、肺水腫、肺纖維化等症狀出現，甚至可能損傷肝臟和造血系統，導致白血病（VOCs家族中的苯、甲苯及二甲苯是致癌物）。

來源

燃燒、汽機車及工業廢氣是戶外揮發性有機物的主要來源，而室內則多來自吸菸、烹調、建材及塗料。

Note 空氣品質指標AQI

空氣品質指標（AQI）就是依據環保署監測資料，將當日空氣中臭氧、懸浮微粒（$PM_{2.5}$、PM_{10}）、一氧化碳、二氧化硫及二氧化氮濃度等數值，以其對人體健康的影響程度來換算。

另外，常聽到一小時、八小時、二十四小時累積量，為什麼會用「時間」做為濃度測定單位？這是因為一天中如果集中某一小時排放量很高、足以危害健康，但從整天的累積量可能看不出來（如何看懂空氣品質指標，請詳見P.178）。

AQI

比病從口入更難預防的呼吸致病

陳晉興：「過去講『病從口入』，現在更可怕的是，呼吸也會致病；冬天好發心血管疾病，不一定是因天氣變冷、血管收縮，很可能也與空汙有關。」

冬天好發心血管疾病可能與空汙有關

空汙引發的健康危機已獲醫學證實，過去我們講「病從口入」，現在更可怕的是呼吸也會致病！

我們可以選擇要吃什麼，卻無法憑個人力量選擇要呼吸什麼樣的空氣；吃錯了，可以吐或拉出來，呼吸到有問題的空氣，除了少數可經由咳嗽、排痰外，大部分有害物質無法排出。除了對局部呼吸器官的影響，空汙中的有害物質，尤其愈細小的懸浮微粒愈可能深入肺泡、透過氣體交換進入血液循環，進而影響人體其他器官組織，首當其衝便是心血管疾病。

所以，每當空汙指數升高，台大醫院急診病人就明顯增加，其中除了氣喘、呼吸道疾病患者，值得注意的是在嚴重空汙一到三天後，心肌梗塞、中風病患也跟著增加。這些病患可能原本就有血管狹窄問題，當汙染物質進入血液循環，更促使血管的發炎收縮而發病。所以，**「冬天好發心血管疾病」的現象不一定完全是因為天氣變冷、血管收縮，也很可能與季節因素，導致每年十月到隔年四月台灣空汙情況較嚴重有關。**

兒童氣喘，不可輕忽！

$PM_{2.5}$濃度每增加十，六十五歲以上長者呼吸道疾病就診增加百分之二[①]！

當環境中空汙值愈高，急性下呼吸道疾病，包括：過敏性鼻炎、支氣管炎、氣喘就醫頻率會愈高，免疫力正常的人也容易產生呼吸系統疾病，更何況是免疫力弱的呼吸道過敏病人，對他們可能造成更大傷害，尤其是老人、兒童等易感體質者，更為明顯。

在所有呼吸道疾病中，最值得注意的是氣喘，尤其是兒童氣喘。氣喘是免疫反應引發的慢性呼吸道發炎，造成呼吸道過度反應，患者對過敏原（像是塵蟎、黴菌、蟑螂）或外在的刺激（例如天氣變化、空氣汙染）比一般人反應強烈。

疾病特徵

四大症狀：胸悶、呼吸困難、咳嗽、喘鳴呼吸聲，同時存在二種以上。症狀隨時間變化，常在夜間、清晨惡化。病情嚴重度會反覆變動，一段時間沒事，過陣子又突然發作。症狀惡化通常與接觸過敏原、氣溫變化、呼吸道感染等刺激因素有關。

檢查方法

除了典型症狀及病程變化，通常需要配合肺功能檢查，有時要比較不同時間、季節等不同條件下，二次以上的檢驗結果。

① 國家衛生研究院環境醫學研究所陳裕政助研究員團隊於二〇一四至二〇一五年間，在彰化及雲林地區調查評估每日$PM_{2.5}$濃度對六十五歲以上長者呼吸道疾病就診影響，發現$PM_{2.5}$對呼吸道之不良效應以冬天較為嚴重，其濃度每增加十，呼吸道疾病就診增加約百分之二。

COLUMN

都市孩子氣喘發生率高

氣喘病的盛行率隨著工業發展的腳步逐年提高，自一九七〇年以來，全世界氣喘發病率持續增加，住院率和死亡率也增高，預計二〇二五年全球氣喘病患總數將突破四億人。根據台北市學童氣喘病發生率調查，一九七四年為百分之一・三、一九八五年為百分之五・〇八、一九九一年為百分之五・〇八，到一九九四年增加為百分之十・七九；近期根據台大醫院及長庚醫院的調查，兒童氣喘發生率約為百分之十五，而且都市孩子發生率高，推測可能與人口密集、空汙、加工食品等因素有關。

根據BBC報導，二〇一三年倫敦出現第一位證實因空汙導致氣喘發病死亡案例。九歲女童因重複性氣喘發作病逝，女童去世前曾二十八度急診入院，每次發病幾乎都與倫敦空氣汙染指數飆高時間相符，女童住在倫敦南部，距離交通繁忙的南環公路只有八十英呎，而且她每天步行半小時上學。

這或許只是特例，但空氣品質與氣喘發作的關連性已受醫界肯定。台灣每年約有六百人因氣喘而死亡，依據國健署二〇一三年國民健康訪問調查，約有七成患者在十歲以下確診為氣喘，而引發十二歲以下兒童氣喘的原因依序為塵蟎、氣溫急遽變化、病毒感染、冰冷食物及空氣汙染。隨著空汙問題加劇，台灣氣喘諮詢協會推出的「悠遊氣喘APP」也特別連結環保署的空氣品質預報，提醒氣喘病友「看好空氣品質再出門！」

但同時我們更該注意室內空汙問題，依據WHO報告，全球每年有十萬人因室內空氣汙染而死於氣喘，其中有三成五是兒童。

悠遊氣喘
APP

台灣氣喘
諮詢協會

達標不等於無害，空汙要愈低愈好！

陳保中：「空氣中的汙染物愈低愈好，標準值可以作為參考，但不是符合標準就確保安全無虞。」

空汙會影響健康、造成器官損傷

台大公衛學院鄭尊仁教授曾進行空汙相關的動物實驗，實驗組老鼠呼吸的是來自台大公衛大樓十樓頂層的空氣，對照組則呼吸經HEPA標準濾網過濾的空氣，除了呼吸的空氣不同，其他實驗條件都一致，直到實驗鼠死亡解剖發現，和對照組相比，實驗組老鼠的氧化壓力、發炎反應和胰島素阻抗均上升。

另外，糖尿病老鼠暴露在平均$PM_{2.5}$濃度為十三微克／立方公尺為期四個月，就出現局部心肌發炎、血管壁變厚、糖化血色素增高等現象，由此可見，即使$PM_{2.5}$值相對偏低，長期暴露仍然有可能影響健康、增加疾病風險。

空汙已證實會減少壽命，綜合多項研究結果約為二到二十四個月，影響程度和空汙嚴重度、暴露時間有關，例如：歐美地區平均約四個月、中國一・二五年、印度一・五三年、孟加拉一・八七年①。也視年齡、個人體質（或者說基因、遺傳、家族傾向）而不同。

所以，每當環境空汙指數偏高時，就要提醒老人、小孩等易感體質者要避免外出，因為空汙對他們的影響特別大，而當空氣品質能提升到讓易感體質者都能安心呼吸，一般人自然也能更放心。

而健康成人或許空汙影響較不明顯，但不代表沒問題。台大公衛學院院長詹長權的研究團隊曾追蹤七十六位大學生，發現空汙嚴重時，發炎指數和血栓指標都上升，顯示心血管疾病風險增高。

空汙，不可忽略在地狀況

空汙成分複雜，有獨特的地域性，同樣濃度的懸浮微粒，不等於有同樣的汙染物質，氣候、環境、社會經濟發展，也都有影響。所以，要分析「空汙引發的健康危機」，除了參考國際研究，不可忽略在地狀況。

我曾經接受台北市環保局委託，進行焚化爐廢氣影響評估，採樣三座焚化爐周邊三十六所小學，依學校與焚化爐的距離，測量並畫出空汙濃度線，挑選其中十二所學校進行問卷調查，結果發現距離焚化爐二公里內的小學，過動兒的比例較高，距離愈近，有過動傾向的孩子愈多。

台北市焚化爐周邊空汙濃度其實蠻低的，甚至勝過許多國外的焚化爐，原本預期不會有任何差異，這提醒我們：單看指標數字是不夠的，應該合併健康風險概念來評估。

台灣地小人稠，焚化爐周邊一公里就有很多住家，即使汙染濃度低，但是天天接觸，相較之下，國外焚化爐附近不會有住宅或學校，民眾可以遠離汙染源。所以，在評估一座焚化爐或其他汙染設施帶來的影響時，要考慮到距離周邊的人有多遠、影響範圍內有多少人、汙染接觸頻率等，**把「人」的因素考慮進去，而不是只看數字**。這或許也可以解釋為什麼環保署公布的空氣品質數據呈現改善趨勢，民眾卻仍然對空汙問題很有感。

面對空汙，我們必須了解：空氣中的汙染物愈低愈好，標準值可以作為參考，但不是符合標準就確保安全無虞。

---

① 美國德州大學奥斯汀分校（University of Texas at Austin）檢視全球一百八十五個國家的預期壽命與空汙暴露（$PM_{2.5}$）的關聯，研究結果發布在《環境科學與技術快報期刊（journal Environmental Science & Technology Letters）》。

兒童，空汙的最大受害者

陳保中：「相對於成人，兒童更容易受到空汙威脅，因為兒童呼吸速度是成人的二倍……」

孩子週遭的一切，已種下空汙危害

在我開始注意空汙對生育及兒童健康危害時，這個議題還很冷門。一開始是為了研究鉛蓄電池工廠員工子女體內累積的重金屬，我選擇了淡水附近國小學童做為對照組，收集兩組兒童掉落的乳牙，結果的確證實員工子女體內有重金屬累積，擔心影響孩子健康，員工也因此願意遵守下班後徹底換裝、沐浴清潔後再回家的規範。

但意外的是，我們發現做為對照組的學童，體內錳含量特別高，錳有助於孩子神經行為發展，但太多反而會讓精細動作變差。那麼，孩子體內的錳從何處來？

苦思良久後才想到，淡水這所國小位於車流繁忙的交通幹道旁，或許和交通廢氣有關，之後一系列的研究也肯定交通汙染程度愈高，錳的濃度也愈高。尤其孩子的身高恰好接近汽機車排氣管高度，可以想像，走在同一條馬路上，孩子會比成年人吸進更多廢氣。

值得注意的是，原油中雖含有金屬，但台灣的無鉛汽油並未額外添加錳，而成大的研究發現，同樣使用無鉛汽油，機車排放廢氣中的錳含量比汽車高。台灣機車密度全球第一，或許是一種可能的解釋。

本世紀威脅兒童健康的致命殺手——空汙

二〇一八年十月二十九日，WHO發布《空氣汙染與兒童健康：清潔空氣是良策》報告指出：全球十五歲以下的兒童高達百分之九十三（即十八億兒童）每天呼吸嚴重汙染的空氣，估計二〇一六年，有六十萬名兒童因空汙引起的急性下呼吸道感染而致命，主要是環境與家庭空氣汙染的結果。

相對於成人，兒童更容易受到空汙威脅，因為兒童呼吸速度是成人的二倍，這表示每單位體重會吸入更多的有害空氣、兒童的身高更接近汽機車排放汙染物，同時他們的呼吸道結構狹小也使發炎反應損傷更明顯；此外，兒童的腦、肺、免疫系統未發育完全，呼吸道也更容易受影響。

關於空汙對兒童健康的影響，目前已知的重點包括：

- 孕婦吸入有害空氣會阻礙胎兒大腦發育，空汙（尤其是$PM_{2.5}$）會造成早產、出生體重過輕，增加新生兒死亡率或未來心血管疾病風險。
- 出生後一千天是嬰兒腦部發育關鍵期，空氣中的懸浮微粒可能侵入大腦，影響神經發展。
- 全球每年有九十二萬名五歲以下兒童感染肺炎致命，其中五十四萬因呼吸道疾病死亡則肇因於空氣汙染。
- $PM_{2.5}$、PM_{10}以及二氧化氮是影響兒童肺功能最大的關鍵，位居在嚴重空汙環境的兒童，類似吸二手菸的後果；即使空汙暴露濃度較低，也會影響兒童的肺功能。而長期的空氣品質改善對兒童的肺部功能成長帶來明顯的進步。

- 近十分之一的五歲以下兒童死亡與空氣汙染有關。

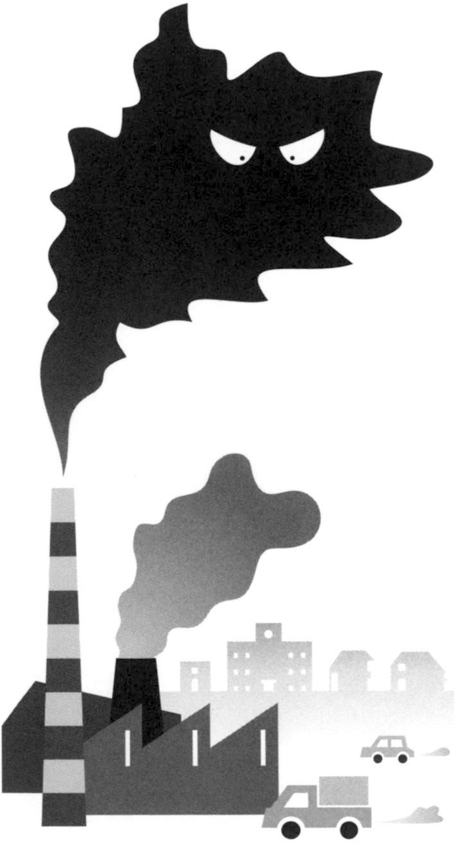

PART

3

呼吸健康，
比你想像的更難！

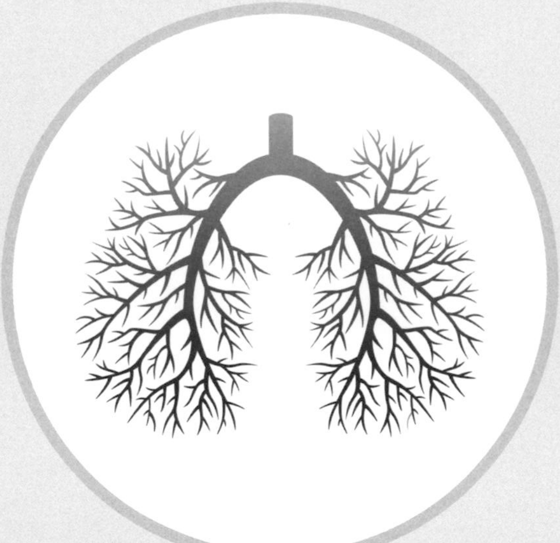

空汙無國界，全球正付出慘痛代價！

空汙不是新話題，自十八世紀工業革命以來，
空汙就成為伴隨經濟發展的必要之惡；
直到愈來愈多人付出病痛、甚至喪命的慘痛代價，
我們才知道「呼吸健康」有多可貴！

空氣汙染伴隨著工業化、都市化的腳步而來，回顧全球空汙歷史，在不同時間、不同地區卻有類似的故事：經濟快速發展、煙霧籠罩、人們遭受突來的病痛襲擊、破解致病汙染源、開始訂定規範防制空汙。要戰勝空汙當然不簡單，隨著我們對空汙危害的了解愈深入，對空氣品質的要求也愈高。

全球空汙歷史

率先踏上工業革命的歐洲，早在十八世紀就開始面臨空汙危害，也最早展開空汙大戰，而二〇一八年十月歐洲環保署發布年度報告指出，歐盟國家仍未達歐盟及WHO的空氣品質標準，二〇一五年$PM_{2.5}$造成歐盟二十八個成員國約三十九萬人早逝。

一九九七年美國即發布$PM_{2.5}$標準，而二〇一七年美國肺臟協會（American Lung Association）公布的空氣狀況調查報告指出，超過百分之九十加州居民生活在不健康的空汙環境中；一九四〇年代已有二百五十萬輛汽車的洛杉磯，因汽車排放汙染引發的光化學煙霧事件積極展開排放量控制，歷經四十多年，洛杉磯汽車數量增加三倍，排放汙染卻降低百分之七十，仍因地面臭氧濃度過高被列為美國空汙最嚴重的城市。

亞洲、非洲、中東，戶外空汙重災區

歐美工業大國積極防制空汙，亞洲國家接棒投入工業發展，空汙也隨之而來，

「世界工廠」中國的霧霾，讓紐約時報寫下「倫敦將霧都之名讓給北京」的標題。根據WHO的報告，亞洲、非洲及中東是全球戶外空汙的重災區，不同的是，早期空汙與經濟發展並進，現在因空汙致死者九成集中在亞洲及非洲的中低收入國家，因為沒有能力改用低汙染的燃料，必須依賴燃煤煮飯、取暖。

氣候變化使空汙加劇

全球氣候變遷也讓汙染不易擴散，而人為汙染排放及溫室氣體加速地球暖化，兩者互相影響。因此二〇一五年《聯合國氣候變化綱要公約》第二十一屆大會提出將氣候變遷與空汙議題合併處理，解決空汙同時也能抑制氣候變遷。

因氣候暖化，二〇一二年北極冰層融冰，西伯利亞降下破紀錄大雪，隔年中國即爆發嚴重空汙，研究認為，氣候因素導致中國東部冬天風速和風向改變，空氣滯留，人為排放不易擴散。

美國國家科學院院刊發表中美兩國學者歷時十年的研究指出，中國霾害不只影響台灣、日本等亞洲區域，還可能隨著地球上空強大的偏西風在幾天內到達美國西部，嚴重時美西有四分之一汙染物來自中國。同時將大幅加速太平洋風暴強度、改變太平洋的氣候模式，對北半球甚至全球氣候帶來衝擊。

非洲可能成為全球空汙主要來源

未來，非洲大陸可能成為全球空汙主要來源，二〇三〇年全球百分之五十五汙染物將來自非洲。英國電子學術期刊《環境研究通訊》發表法國圖盧茲第三大學空氣學實驗室研究報告指出：二〇〇五年非洲二氧化硫和氮氧化物排放量占全球排放量百分之五，一氧化碳、黑碳和非甲烷總烴占百分之十，有機碳占百分之二十；若不採取任何控制措施，到二〇三〇年，這些排放物比例將大幅提高，有機碳排放量將增加為二倍，約占全球排放量的百分之五十，黑碳排放量將增加為三倍。

以上只呈現全球空汙問題的局部，空氣是流動的，空汙沒有邊界，呼吸健康空氣，已經是全人類的共同追求。

台灣空汙真有那麼嚴重？

近幾年，台灣雖然在空氣汙染和空氣品質的指標上有進步，但$PM_{2.5}$濃度仍超過WHO的標準，還有很大的努力空間。

依歷年統計來看，台灣空品有改善

每逢秋冬季節，嚴格來說每年十月到隔年四月，是台灣空氣品質最糟的時候，尤其在特定的氣候條件下，像是無風、大氣擴散條件不佳，汙染物容易滯留不去；加上十月吹起東北季風、大陸冷氣團南下，沙塵暴、中國的霾害隨風而來，北台灣首當其衝，一路吹到中央山脈，位於背風面的嘉南平原汙染物蓄積，背靠大山又沒有在地汙染源的台東，就幸運地成為台灣僅存的$PM_{2.5}$淨土。

氣候變遷、全球暖化，加上人為汙染，空汙早已是世界性議題，受影響的不只台灣。而台灣的空氣是否愈來愈糟？依照環保署歷年統計來看，其實有改善，從二〇〇五到二〇一六年，二氧化硫從5.2ppb降至3.0ppb、二氧化氮從18.5ppb降至13.5ppb，懸浮微粒的年平均濃度也呈下降趨勢（參見P.102四都市歷年變化趨勢圖）；而空氣品質指標AQI大於一百，達到「對敏感族群不健康」比率也從二〇一四年的百分之二十六・二降到二〇一七年的百分之十七・三。

讓民眾對空汙防治成果更「有感」是關鍵

但民眾的主觀感受卻正好相反，因為空汙的危害在最近幾年備受關注，即便環保署端出改善數據，改善幅度仍遠低於民眾的期待，甚至產生對官方數據的不信任，甚至質疑「大工廠沒事，卻拿騎機車開貨車的人開刀！」政府該思考，如何讓民眾對空汙防治成果更「有感」。其實空汙早已存在，只是過去民眾常把汙染當成霧，懸浮微粒、$PM_{2.5}$大約到二〇一五年才開始變成熱門關鍵字。現在，人們意識到空汙的嚴重性是件好事，全民監督能促使政府更積極改善空氣品質。

懸浮微粒濃度變化趨勢

以台北、台中、高雄、花蓮，台灣北中南東四個城市為參考。

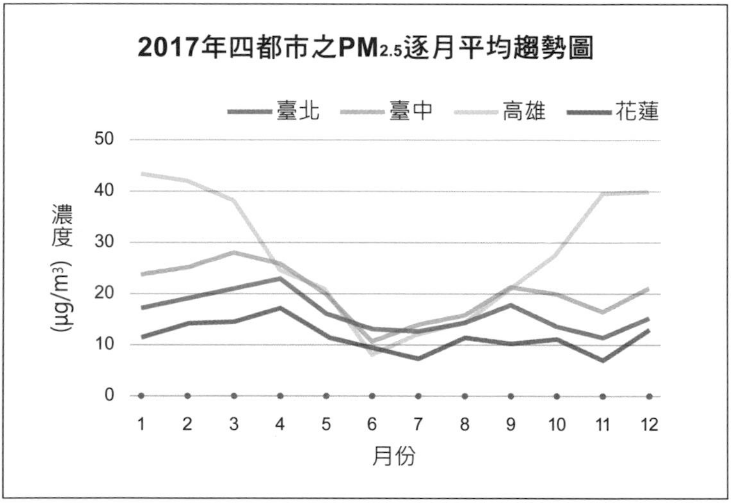

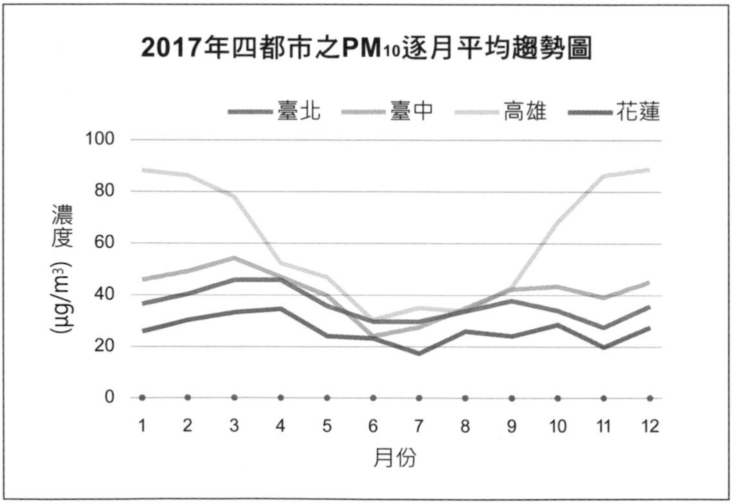

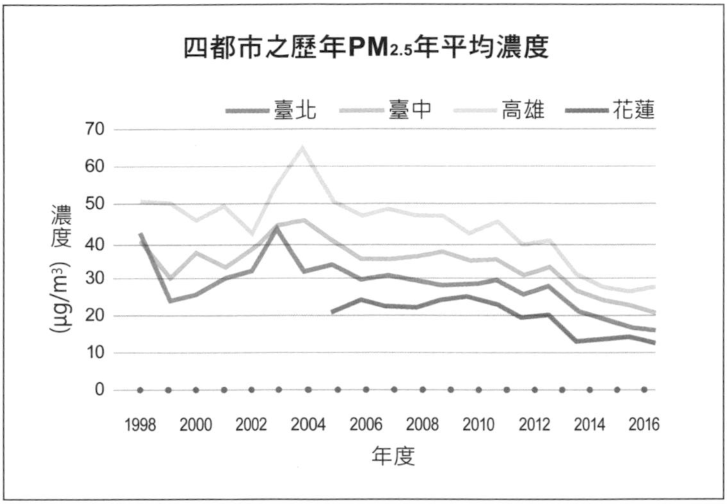

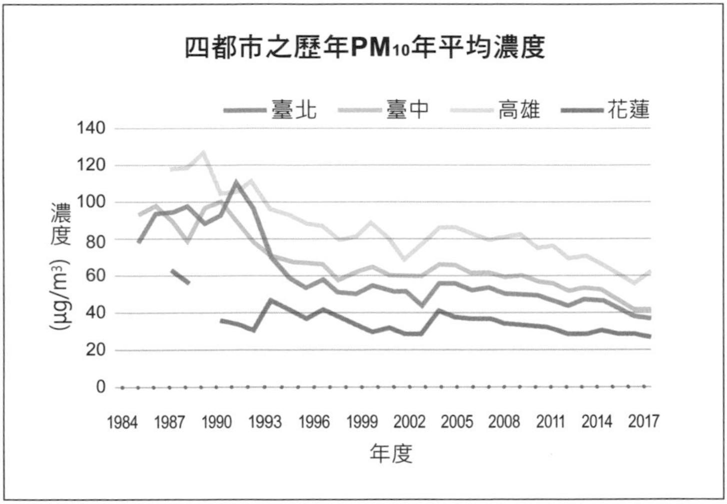

註：

- 台北測站包含士林、大同、中山、古亭、松山、萬華、三重、土城、永和、板橋、菜寮、新店及新莊。
- 台中測站包含大里、台中、西屯、沙鹿、忠明、崇倫及豐原。
- 高雄測站包含三民、大寮、小港、仁武、左營、林園、前金、前鎮、復興、楠梓及鳳山。
- 花蓮測站包含花蓮。

在地汙染源值得你我正視

回到「台灣空汙真有那麼嚴重」的問題，根據二〇一八年環境表現指標（EPI）報告[1]，台灣在全球一百八十個國家中排名二十三，EPI分數為七十二・八四（滿分一百），在生態系統多樣性排名第四、空氣汙染（評比標準為氮氧化物和二氧化硫）排名第九、空氣品質（評比標準為家戶固態燃料和$PM_{2.5}$濃度）排名第八十六，相較於二〇一二年台灣在參與評比的一百三十二個國家中名列二十九，雖然整體排名有進步，但台灣仍處於全球空汙危機中，$PM_{2.5}$濃度超過WHO的標準，還有很大的努力空間。

在全球的大範圍內，空汙沒有國界，來自中國的境外汙染確實存在，但台灣的空汙不是全來自對岸，仍有許多在地汙染源值得正視。而在台灣這個小範圍內，空汙也沒有縣市之別，雲林、彰化都是台灣的農業大縣，空汙指數卻全台最高，懸浮微粒會侵害我們的肺，也同樣會挾帶著汙染物落入土壤、水源，農業損失、食安疑慮，影響的不只在地居民，而是全體國民。

面對空汙問題，只集中注意力在單一汙染源是不夠的。如果我們決心拒絕高耗能、高耗水、高汙染工業，那麼產業該如何轉型？減少燃煤發電是必然，台中火力發電廠被抗議，深澳電廠卻還要蓋，究竟該如何發展出具體可行的能源政策？也許今天我們對空氣品質的堅持，將成為創造台灣更好未來的動力。

①由耶魯大學、哥倫比亞大學合作，根據二十四個指標，將一百八十個國家的表現進行排名，每兩年會發布一次環境表現指數（Environmental Performance Index, EPI）報告，主要考量因素為環境健康及生態系統多樣性。至二〇一八年這項計畫已持續二十年。

關於空汙，有些事情和你想的不一樣！

往往我們會以為空汙源自高汙染產業，
但其實貼近你我生活空間的汙染源，對健康的影響更直接，不容忽視！

迷思1 空氣愈來愈糟，都是工廠惹的禍！

影響空氣品質的汙染源眾多，各個地區狀況不同，要改善空汙，先要分析汙染來源。

以民眾關心的$PM_{2.5}$來看，排除我們難以控制的境外汙染源，燃煤電廠、石化、水泥、鋼鐵等高汙染產業當然是重要原因，約占台灣境內來源的百分之三十；而車輛排放廢氣（移動汙染源）也占百分之三十到百分之三十七，包括柴油大貨車及個人代步用的汽、機車；還有路面揚塵、餐飲業、建築業等其他汙染源對空汙的「貢獻」也有百分之四十，這些汙染源往往更貼近我們生活空間，日積月累，對健康的影響更直接，卻常常被忽略。

迷思2 都是空汙害人得肺癌

空汙確實威脅我們的健康，不只肺癌，還有心血管疾病風險。但別忘了，肺癌最大的危險因子是菸，據WHO癌症總署調查，空汙引起的肺癌占全球百分之三到五，

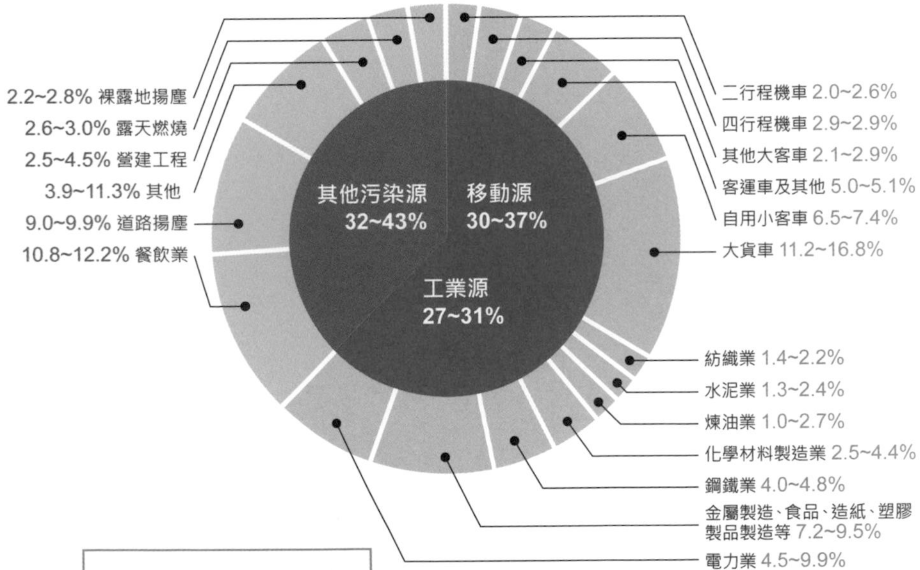

境內$PM_{2.5}$來源分析

吸菸占百分之七十到八十、二手菸約百分之十。所以，在擔心空汙之前，先放下手裡的那根菸！

迷思3　戶外空氣太糟糕，緊閉門窗待在家裡最安全！

其實，室內空氣可能比戶外還糟，如果室內有人抽菸、廚房有油煙、太潮濕長黴菌、雜物多累積灰塵、家具建材含甲醛……室內空氣汙染物比你想像的更多，據WHO報告：亞太地區每年空汙致命的人數，室內比室外多七十萬人。（關於室內空汙請詳見P.136）

迷思4　懸浮微粒是空汙元凶

PM_{10}、$PM_{2.5}$是微粒的大小，愈小愈容易深入肺臟，但隨著各地汙染物不同，微粒上攜帶的物質毒性與健康風險也有差異。

迷思5 廢核電讓火力發電增加，空汙變嚴重！

首先，在核電時期，台灣火力發電量已因用電需求成長而持續增加；其次是除了燃煤，火力發電也能選擇用天然氣，所排放的$PM_{2.5}$及其前驅物——硫氧化物（SOx）較低，二氧化碳及$PM_{2.5}$另一前驅物——氮氧化物（NOx）不到傳統燃煤的百分之四十。此外，發展再生能源、節能及提升能源效率，還有更多應該思考的問題，不應落入核能、燃煤二選一的思維。

在二〇一四年核一廠停機前，台灣的空氣品質其實更糟，只是當時我們對空汙還不夠重視。

找回清淨空氣，他們這樣做！

陳保中：「歷經一段漫長時光，倫敦已擺脫霧都封號……在參考前人的經驗下，我們知道該如何加速中止空汙、找回清淨。」

二十多年前，我剛從英國留學回來時，還常遇到有人問：倫敦空氣很差哦？事實上，那已經是一百多年前的事了，從無知、警覺到嘗試找出對策，歷經一段漫長時光，倫敦已擺脫霧都封號。空汙隨著工業化、現代化發展腳步來到亞洲，幸運的是，我們對空汙防制有更深刻的了解及更進步的技術，參考前人的經驗下，更該加速中止空汙、找回清淨。

一九五二年的倫敦大霧

提到「霧霾」，人們現在大概會聯想到中國，但霧霾早在十八世紀就已出現在倫敦。

一八八〇年，倫敦一年平均有六十多起霧霾事件，也因此留下「霧都」之名。英國人曾經認為燃煤（來自工廠、蒸汽火車、家庭壁爐等）產生空氣汙染是換取工業發展、舒適生活的必要代價，直到一九五二年十二月五日的倫敦大霧（The Great Smog of 1952），終於迫使公眾與政府正視空汙問題，並於一九五六年催生出全球第一個針對空氣品質制定的法案──《清潔空氣法（Clean Air Act）》。

一九五二年倫敦大霧自十二月五日持續至九日，時值冷峰過境，供給暖氣的火力發電廠、家庭壁爐燃煤取暖需求達到高峰；同時期，倫敦正逐漸淘汰路面電車，改用會排放廢氣的內燃引擎汽車；加上高氣壓使天空像被鍋蓋封住，大量汙染物散不出去，濃縮形成強酸性硫酸霧。

倫敦大霧死亡人數破萬人

這場大霧有多嚴重？從十二月五日開始，倫敦無數煙囪向空中排放的汙染物包括一千噸煙塵顆粒、二千噸二氧化碳、一百四十噸鹽酸和十四噸氟化合物，以及三百七十噸二氧化硫發生化學反應變成了八百噸硫酸。在災情最糟的倫敦東區，人們走路時，低頭甚至看不見自己的腳！

能見度太低造成交通癱瘓，而除了意外事故，醫院更擠滿大量呼吸道疾病及心臟病患。據官方估計，在這場持續五天的大霧期間，造成超過四千人死亡，至少十萬人受到呼吸道疾病影響；二〇〇四的研究①更認為死亡人數估計超過一萬二千人。

這場悲劇，成了英國空汙治理的契機

事實上，英國早已制定防治空汙的相關法規，如一八二一年《煙塵禁止法》、一八六三年《制鹼法》、一八九一年《倫敦公共衛生法》，但執行效果不佳，煙霧汙染來源包含家庭燃煤和工業汙染，人們無法想像禁用壁爐，因為那是傳統家庭生活的象徵，而工廠煙囪也代表經濟發展與勞工生計。

直到這場大霧的巨大殺傷力喚起英國人改變的決心，一九五六年制定《清潔空氣法》及一九六八年修訂後，詳細訂出煙囪排放規範、禁止排放黑煙、增加無煙燃料（天然氣）、設立空汙管制區、獎懲辦法……等措施，透過立法管制與環保教育，加上英國產業轉型為服務業和高科技產業，傳統製造業生產移向海外，空氣品質終於逐漸改善。

執法成效是顯著的，數據顯示，至一九八一年，倫敦的煙塵濃度大幅下降，降幅超過百分之八十，倫敦霧都之名逐漸成了歷史記憶。

從燃煤到交通廢氣　百年來的空汙演變

然而從十八世紀到今天，倫敦仍在為空汙持續努力。

二次大戰後，汽車數量迅速增加，都市交通擁擠排放的氮氧化物取代燃煤，成為空汙新源頭，調查顯示，每年約有四萬名英國人因空汙造成氣喘或肺部感染而致命，受害者以兒童為主。

為了解決交通造成的空汙問題，二〇〇三年倫敦開始針對上下班時間入城的客車課徵十一・五英磅的「擁擠費（London Congestion Charge）」，藉此鼓勵民眾搭乘大眾交通工具，實施後不但明顯改善交通擁擠問題，一年後PM_{10}排放量減少百分之十一・九、氮氧化物（NOx）減少百分之十二、二氧化碳降低百分之十九・五。

但這樣做還是不夠。二〇一七年起，英國環境監測機構提出「倫敦空氣汙染破五年新高」的警訊，與交通排放廢氣相關的二氧化氮（NO_2）多次超過歐盟環保標準，淘汰老舊汽車、鼓勵換用零排放車輛，成為當務之急，二〇一九年四月開始，倫敦更將規劃超低排放區（Ultra Low Emission Zone）徵收空氣汙染費。

在意識到燃煤是主要的空汙來源後，英國採取一系列政策，燃煤占能源消耗比例從一九四八年的百分之九十降到二〇〇八年的百分之十六，天然氣則由零增加到百分之四十，黑煙和二氧化硫（SO_2）濃度也隨之大幅下降。

倫敦空汙控制60年成果

根據中國清潔空氣聯盟-2013空氣汙染治理國際經驗介紹之倫敦煙霧治理歷程分析，可以看出，倫敦空氣中的**汙染物濃度**（縱軸）在60年間的下降趨勢，及各階段採取的**相應法規措施**（橫軸）。

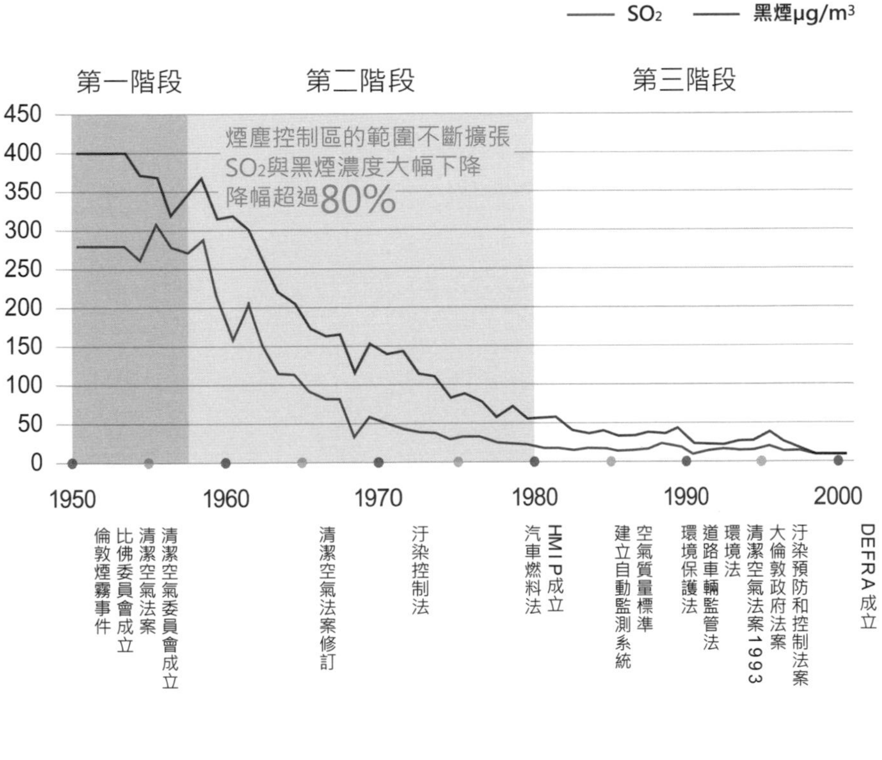

資料來源｜中國清潔空氣聯盟-2013空氣汙染治理國際經驗介紹之倫敦煙霧治理歷程。

重汙染的發電廠遷移，原本位於倫敦泰晤士河南岸的巴特西（Battersea Power Station）火力發電廠停役，這座一九二九年建立的電廠曾供應倫敦五分之一的電力，停役後成為二級古蹟，看著原本的大煙囪，想著當時莫內筆下煙霧茫茫的倫敦，的確是真實紀錄，而非藝術筆法。

除了完善的法規，有效的執行更是關鍵，二〇一〇至二〇一一年英國環保局全年預算為十二億英磅（約四百八十億台幣）、員工人數超過一萬人。台灣二〇一七年，全年度空汙基金（含中央及地方政府）約為八十九億台幣，如何有效利用這筆預算改善空汙，或是需要徵收挹注更多的經費或研發先進技術，將考驗執政者的智慧。

---

① Bell, ML; Davis, DL; Fletcher, T 2004.

從倫敦看台北：須因地制宜，才能成功

陳保中說明，台北和倫敦或全球所有交通繁忙的大都市一樣，汽機車排放廢氣成為空汙改善的重點，但引用國外經驗須因地制宜，才能成功。

雖然不盡相同，但倫敦空汙防治從「工廠外移、產業轉型、都市交通空汙」的演變過程，也能套用在台北。只是倫敦是政策主導，重新規畫工業區，強制重汙染工廠外移，而台北的工廠外移，是經濟發展的自然變化。

不同於倫敦，台北是產業結構自然變遷的結果

記得二十多年前，台北的五股、三重、中和、南港，大小工廠林立，但隨著北

部經濟發展，土地成本上漲，基於成本考量，工廠自然逐步外移，產業結構逐漸轉變為以中小型工商、金融、服務業為主，工業及製造業逐年縮減；以二〇一七年營收統計為例，台北市服務業占百分之七十三・三、工業占百分之二十五・六、農林漁牧百分之一・六。

在北中南主要城市中，台北空氣品質相對較理想，根據二〇一八上半年環保署空品測站數據顯示，台北是六都中空氣品質最好的城市（在全國排名第六）可說是產業結構自然變遷的結果。

但是，走了重汙染工廠，不代表台北的空氣品質從此亮綠燈。和倫敦或全球所有交通繁忙的大都市一樣，汽機車排放廢氣成為空汙改善的重點，以$PM_{2.5}$為例，汽機車排放廢氣占台北市原生性排放總量的百分之四十五・六。

交通便利的台北，仍有不少機車、開車族

台北市擁有全台灣最便利的大眾運輸系統，雖然汽機車的數量未顯著下降，但台北人平均花在大眾交通的費用為全國第一，顯示便利的大眾運輸或多或少改變了民眾通勤的選擇，開車或騎車的頻率降低，有車一族可能平常以捷運、公車代步，必要時才開車。

樂觀來看，大眾運輸的建設對改善城市交通、減緩交通空汙確實有幫助，但現況是，就連交通相對便利的台北市，仍有為數不少的機車、開車族。

以內湖塞車問題為例，北市交通局曾一度參考倫敦二〇〇三年針對進入市區內汽車收取「交通擁擠附加費」的成功案例，消息一出，隨即引發反彈聲浪。

為什麼倫敦可以成功？因為倫敦人大多住在郊區，市區是工作的地方，但他們很少開車進城，習慣從住家開車到車站，再轉搭火車、捷運進城，因為倫敦的道路狹窄，當初只是為了走馬車而設計的，要開車進市區又塞車又難停車，是很痛苦的

事，所以進城的車輛本來就不多，受「擁擠費」影響的人們相對是少數，阻力也就有限。

而在沒有配套措施之前，內湖一旦要收取交通擁擠費將會懲罰到大多數本來就需要天天開車、騎車通勤的人，引發的反彈力道當然很大。

就像二〇一八年八月剛修訂的空汙法，也多是綜合各國實施成果，而非台灣獨創，但引用國外經驗要注意是否充分考量到在地條件及民眾的需求，因地制宜，才能成功。

飽受支氣管炎、哮喘之苦的日本四日市

陳保中表示，四日市哮喘病（Yokkaichi asthma）曾被列為日本四大公害病，但在一系列強化空氣汙染標準，減少空汙的政策後，從面臨嚴峻的公害問題，到現在成為亞洲空氣品質的優等生。

四日市哮喘病被列為日本四大公害病

一九五〇年代，四日市逐漸成為日本石化、鋼鐵及化學工廠的集中地區，到了一九五九年，二十四小時運作的工廠被形容為「百萬夜景」，在照亮夜空的同時，也不斷排放大量硫化物、碳氫化物、氮氧化物和懸浮微粒等汙染物，由於工廠緊鄰住宅，當地居民飽受支氣管炎、哮喘之苦，患者人數顯著增加的現象引起關注。

一九六一年，四日市一場呼吸道疾病迅速蔓延，當時媒體報導，醫院相關病患增加三倍，其中百分之二十五是慢性支氣管炎、百分之三十氣喘、百分之十五肺氣腫，據統計，當時六歲以下兒童中有百分之四十八、六十歲以上老人有百分之三十、二十多歲成人有百分之十九出現呼吸異常；一九六四年，濃霧持續三天，嚴重哮喘病人傳出死亡個案，醫院設置無汙染病房讓居民避難，當地漁獲因異味滯銷……四日市的二氧化硫平均濃度是未受影響地區的八倍，把煙囪升高並沒有解決問題，反而擴大汙染範圍。

受害民眾群起抗議，石化業者不得不停止擴大建設計畫，這場環保反對運動更蔓延全國，迫使政府制定空汙相關法規，一九六九年日本第一次制定硫化物環境標準，其後也證實哮喘發病及症狀加劇與空氣中二氧化硫濃度有關，重金屬微粒與二氧化硫形成煙霧，吸入肺中能導致癌症和逐步削弱肺部排除汙染物的能力，形成支氣管炎、支氣管哮喘以及肺氣腫等許多呼吸道疾病，四日市哮喘病（Yokkaichi asthma）被列為日本四大公害病，直到一九七九年十月底，僅二十五萬人口的四日市確認患有空汙性呼吸道疾病的患者達七萬七千餘人。

公害健康賠償及強化汙染防治投資

忍無可忍的四日市居民對當地石化產業提起損害訟訴，官司從一九六七年打到一九七二年，判決由六家公司共同支付二十八・六萬美元賠償金，是第一起日本公司賠償判例，日本也因此於一九六七年制定「公害對策基本法」，及兩年後的「汙染相關患者救濟特別措施法」；一九九一年，包括四日市居民，全日本共計超過九萬七千多名與汙染有關的慢性支氣管炎及哮喘患者獲得賠償。

日本自此建立了獨特的公害健康損害賠償制度，以空汙相關流行病學研究為基礎，針對高汙染產業徵收「汙染稅」做為公害補償金，高峰期被認定為公害健康受害者達十一萬人，每年補償金額約一千億日元，至二〇一四年底，仍有三・八萬人領取補償金。

在一系列強化空氣汙染標準，減少空汙的政策後，一九七五年，二氧化硫年平均值降低三倍；一九七〇到一九八〇年間，日本直接用於治理環境汙染的政府預算增加一・三倍。政府一方面請專家協助工廠減排、研發去除有害氣體的設備，並提供更新設備投資的分期還款協助；而工廠如果不遵守環保標準，導致的損失（取消營業許可、賠償等）遠高於投資環保設備的十倍，日本企業因此加強對汙染防治的投資，從一九六五年的百分之三・一增加到一九七五年的百分之十八・六。

四日市是日本追求工業發展犧牲環境品質的個案之一，從面臨嚴峻的公害問題，到現在成為亞洲空氣品質的優等生（根據WHO報告，日本$PM_{2.5}$年平均值約十，全球好空氣排名第十二位），日本經驗告訴我們：改善空汙、重建宜居家園，雖然困難，但絕非不可能。

從四日市看高雄：不為短期效益、犧牲社會成本

陳保中說明，和倫敦一樣，四日市的居民也是在付出慘痛代價後，才堅定對抗空汙的決心；而回顧四日市的空汙關鍵字：「石化、鋼鐵、環保反對運動」，正像是高雄空汙的縮影。

高雄，台灣反公害抗爭運動先驅

高雄是台灣工業重鎮，高汙染的石化、煉鋼幾乎都集中在這裡，台灣百分之七十的石化原料由高雄五個石化工業區提供，重點發展使台灣石化業產值在亞洲僅次於日本，同樣也留下汙染問題，所以後勁反五輕、林園反三輕，飽受汙染之苦的

高雄，自然成為台灣反公害抗爭運動先驅。

位於高雄小港區的大林蒲和四日市一樣臨海，早在一六六一年就有人渡海遷來、屯墾定居。一九六〇年政府規畫臨海工業區，大林蒲在高峰期有近六百家工廠、八百九十一支煙囪，大林蒲自此被工廠包圍，與汙染畫上等號，自二〇一一年開始調查遷村意願，至二〇一八年終於定案，爭議暫解，產業轉型仍是我們必須面對的重要問題。

大林蒲只是高雄發展石化業過程中被犧牲的一個角落，遷村並非解決汙染的良策，汙染是會擴散的，以空氣品質AQI指數來看，二〇一七全年AQI指數超過一百（對敏感族群不健康）的總日數以高雄最高。

新加坡能，台灣為什麼不能？

石化業能不能做出高價值、低汙染？很多人以新加坡的石化專區為例，台大公衛學院詹長權院長曾撰文指出，新加坡政府耗時十年填海造陸，創造一塊獨立園區與本島保持安全距離，而不是與居民、農產養殖業共存；以海水淡化、百分之百廢水回收創造新水源、不用煤改用天然氣避免空汙——這是「新加坡能，台灣為什麼不能？」的問題背後，一點也不簡單的答案。

不能為賺短期效益犧牲社會成本，我們應該思考，這件事是否會破壞環境？有沒有侵害勞工權益？工作者甚至整片土地上的居民都付出健康代價、留下環境汙染後遺症，是否值得？我想每個人心中都有答案。

政府必須做好管理的角色，主導產業發展規畫、協助企業轉型；企業也要思考如何提升產業價值，淘汰高汙染、低收益的產業，而不只是幫助弱勢、做公益，這才是真正的做到實現企業社會責任。

去龍山寺不燒香，更好方式取代裊裊香煙

陳保中：「燒香是傳統宗教信仰很重要的部分，然而我們也知道，只要燃燒，就會帶來空汙。該如何兼顧尊重傳統文化及維護呼吸健康？龍山寺的努力是很好的範例。」

龍山寺一直嘗試改善

早年台大公衛學院就曾有寺廟香火對空氣品質影響的研究論文，並發表在國際重要期刊，但當時並未引起國內關注；近年來空汙問題愈來愈受重視，寺廟周邊的空氣品質也引來鄰近居民的擔憂。

二〇一五年四月，台大醫院心臟內科蘇大成醫師測出龍山寺$PM_{2.5}$濃度值

一千三百六十，比率先於二〇一四年八月公告不燒香的行天宮高出八十九倍、比台北市平均高四十八倍，新聞一出，龍山寺很快展開行動。

事實上，龍山寺一直嘗試改善，除了配合環保政策停燒金紙，香爐也從十五爐減成七爐；這次廟方討論會決定：由七爐再減為三爐，並統一使用由寺方採購，通過SGS檢驗、符合CNS規範製造的線香；同時，廟方也透過陳晉興主任與我聯繫，評估減爐的效果，以及進一步改善的可能。

$PM_{2.5}$濃度高峰

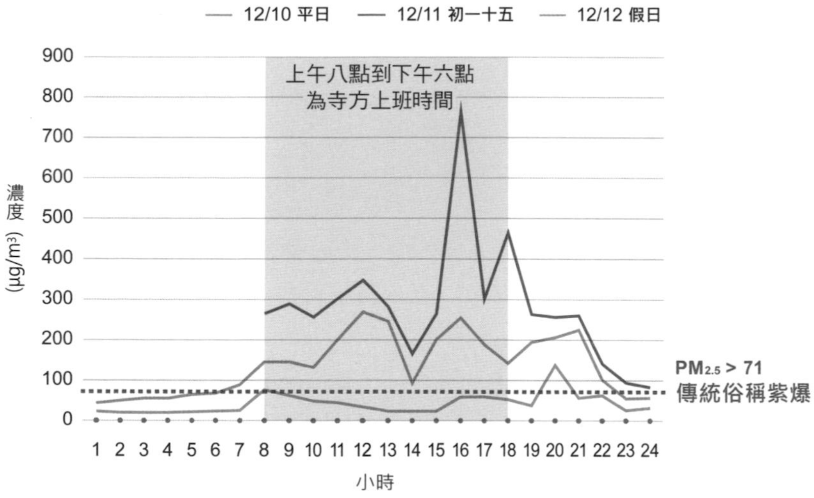

龍山寺三階段$PM_{2.5}$偵測結果

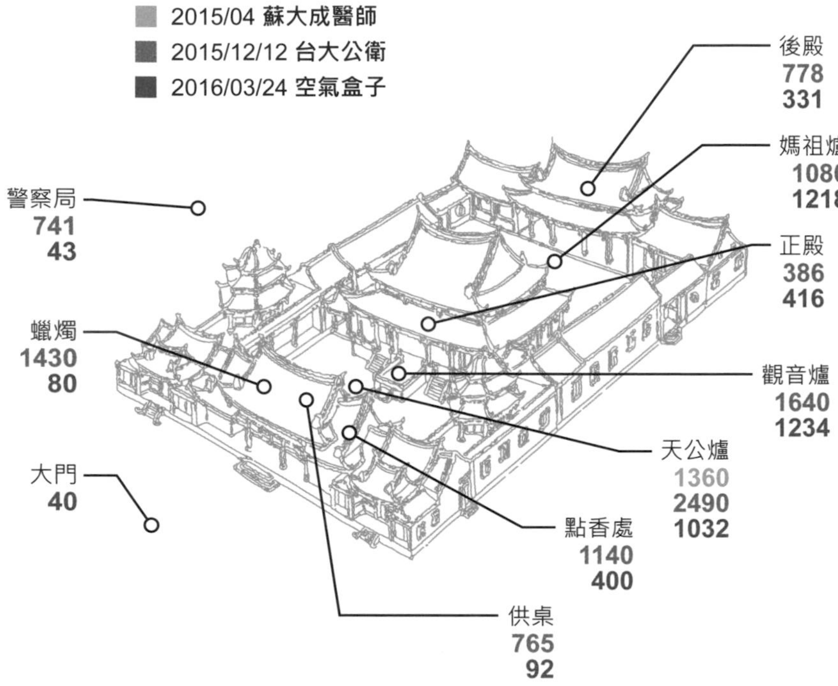

2015年4月，台大醫院心臟內科蘇大成醫師測出龍山寺$PM_{2.5}$濃度值高達1360（請見綠色數字），此為第一階段；香爐減為三爐後，台大公衛學院在2015年12月偵測發現，天公爐最高值高達2490，此為第二階段（請見藍色數字）；2016年3月空氣盒子於寺內進行24小時$PM_{2.5}$偵測，結果顯示，逢初一、十五或重要節日、法會慶典，經常超標（請見紅色數字）。

但在減為三爐後，二〇一五年十二月我們偵測發現，$PM_{2.5}$濃度未下降，測得最高值的天公爐高達二千四百九十；二十四小時監測也確定在早上八點至下午六點的開放時間，龍山寺工作人員及信眾長期暴露在高汙染環境；二〇一六年三月由瑞昱半導體提供空氣盒子於寺內進行二十四小時$PM_{2.5}$偵測，結果顯示一個月裡面至少半個月超過環保法規上限濃度值三十五，逢初一、十五或重要節日、法會慶典，更經常超過七十一，也就是傳統標準俗稱的「紫爆」。

只剩三爐是否還能再減？二〇一七年六月決定減為一爐，信眾只要拜一炷香，並縮短香枝長度。從十五爐到一爐，這對龍山寺來說是個很大的挑戰，花了很長的時間，而香客並沒有減少，也讓龍山寺有繼續改善的信心。

只要燃燒就會有問題、天然不代表無毒

在這段過程中，龍山寺想了很多替代方案，除了減爐，有沒有可能製造出燒了不會有問題的線香？

除了$PM_{2.5}$濃度，汙染物成分也很重要。燒香後會產生四種汙染物：多環芳香烴（PAHs）、$PM_{2.5}$、揮發性有機氣體（VOCs）及重金屬。我因此去參觀製香廠，也收集線香燃燒後物質進行檢驗，結果發現：即使是通過SGS檢測的香品，燃燒後仍測得苯（一級致癌物）、二氯甲烷（2B級致癌物）等致癌物質皆超過歐盟及美國環保署室內建築物揮發性有機物質標準；而且燒香產生的微粒超過百分之九十四．四小於一微米，比$PM_{2.5}$更小，對人體危害更大——燃燒時，煙比較少的「環保香」，其實是變成更微小的顆粒，燃燒後物質量也許減少三分之一，但全都變成更能深入肺臟的超小微粒。

事實上，只要燃燒就會有問題。用竹枝、植物染料、植物膠等完全沒有化學成分、「純天然」的香，SGS檢驗原物料沒問題，但檢驗燃燒後物質的答案卻大不同。在出席龍山寺董事會時，我以香菸為例：菸葉也是天然的，卻會燒出一大堆有害物質！所以，天然不代表無毒，這是民眾常有的迷思。

現在廟方有志工隨時收香，避免發爐，不讓香燒完也多多少少減少汙染，但這些志工的健康是否會受影響？在討論減爐減香的過程中，龍山寺董事長曾對我說：

「我從小在這裡長大，到現在還是每天最早到、最晚走，也好好活到九十五歲。」他的疑惑是，燒香真有那麼嚴重？

我們也常聽到很多老菸槍說：抽了一輩子也沒事。這個現象在職業醫學領域稱為「健康工人效應（healthy worker effect）」，正因為他們擁有比較不會罹患相關疾病的體質，所以才可以長年抽菸、燒香；相反的，體質敏感的人就不會留在充滿香的環境，而臨床上也有不少毛病一堆、病了幾十年，我們建議他暫停燒香後，病痛就不藥而癒的例子。

所以，大環境空汙拉警報，並不代表每一個人都會得到肺癌，但是，你願意賭這個機率嗎？

龍山寺能做到的，企業、政府該做得更好

就空氣品質的角度來看，全面禁香是最理想的辦法，但對傳統信仰的衝擊力也最強。除了減為一爐一香，現在也鼓勵用雙手合十參拜取代燒香，已有不少信眾願

意配合，拿香的大多是觀光客。

自從參與龍山寺減爐計畫，「散步到龍山寺」成為我平日休閒運動的選項，看看寺內即時$PM_{2.5}$數值、用手機拍下龍山寺的天空，感受一下當天的空氣。

寺廟香火對鄰近居民的影響當然不小，但對台灣整體空汙的「貢獻」可能不到百分之一，它並非迫切該改善的嚴重汙染源，更是需要長時間、潛移默化，進而使民眾逐步轉念；龍山寺減爐最大的意義是帶動信徒，鼓勵民間也跟進減少拜香、燒金紙。雖然還沒有達到零香爐，但對這所擁有百年傳承的寺廟已經是跨出難得的一大步，龍山寺能做到的，企業、政府該做得更好。

遶境減空汙、不減熱情！

大甲媽祖遶境每年吸引數萬人潮，歷時9天、行經4縣市、全程超過340公里，沿途放鞭炮、燃香、燒金紙，是一場民間宗教盛會，也是$PM_{2.5}$爆發的時刻。

隨著微型感測器的發展，2016年環保署開始派員跟隨遶境路線近距離測試，而監測到的$PM_{2.5}$濃度也相當驚人：最高達4,188、全程平均測值為112，依空氣品質指標AQI，$PM_{2.5}$超過54.5就是「對所有族群不健康」的不良等級。隨著監測數據的公開及宣導，民眾意識到參與遶境可能會暴露在有害空氣汙染中，在大甲鎮瀾宮的主動呼籲，隔年已有不少地方減少施放鞭炮、煙火，或改用群眾集體鼓掌、瓦斯炮、電子花車音樂來取代，參與熱情不減，但$PM_{2.5}$濃度確實有下降，2017年測得的平均測值約88，最高濃度2,307。

科學不是站在傳統文化的對立面，而是幫助更好的延續其價值。龍山寺的香客、遶境的信眾，信仰不滅，卻可以思考用更好的方式取代裊裊香煙。

大多數人忽略的室內空汙

陳保中表示：室內空間如果通風換氣量不足，汙染物容易累積，導致室內空氣品質惡化，可能刺激眼、鼻、喉嚨，引發氣喘等健康問題，不可不慎！

除了戶外工作者，一般人每天大約有百分之八十到九十的時間待在室內，尤其夏天更只想待在室內吹冷氣。但室內空間如果通風換氣量不足，汙染物容易累積，導致室內空氣品質惡化，可能刺激眼、鼻、喉嚨，引發氣喘等健康問題，一九七〇年代開始將這些相關症狀定義為「病態大樓症候群」，其中最大的受害者是兒童，研究指出，全球每年因室內空汙而死於氣喘的有十萬人，其中百分之三十五是兒童。

住宅健康重點1 濕度太高，黴菌除不完！

討論室內空汙，很多人擔心戶外空氣中的汙染物質進入室內，所以我常被問：「該買室內清淨機嗎？應該怎麼選？」這時我會先反問：「家裡的潮濕問題解決了沒？」

我家沒有空氣清淨機，必備的是除濕機和濕度計。我們研究發現，台灣兒童的呼吸道疾病、過敏和濕度高度相關，原因就是黴菌，因為台灣氣候溫暖潮濕，濕度高達百分之七十五以上，而只要大於百分之六十就容易生長黴菌，所以一定要注意除濕，建議控制室內濕度在讓人感覺舒適又能減少黴菌孳生的百分之四十到六十之間，千萬不要等聞到霉味、看到霉斑才處理。

住宅健康重點2 雜物常清，灰塵要勤掃！

另一個重點是除塵，家裡雜物堆太多，容易累積灰塵，是室內空汙的重要來源，注意收納，隨時清理雜物，選擇有門的櫃子，天天勤打掃，比買空氣清淨機更重要。

住宅健康重點3　通風換氣，別緊閉門窗！

空汙嚴重要緊閉門窗？這句話沒錯，但室內通風換氣也一樣重要，尤其是夏天開冷氣怕影響冷房效果，常一整天都沒開窗。其實，室內空氣品質未必比室外好。

台灣家庭常見的室內汙染

◎家中有人吸菸

吸菸者其實就是移動汙染源，不但危害自已（一手菸）也影響身邊的人（二手菸），甚至會殘留在環境中（三手菸），日本產業醫學大學研究指出，二手菸中對人體有害的揮發性有機物會殘留在肺部，吸菸後的四十五分鐘內逐漸散出，附著在衣物和環境中，所以二〇一八年四月日本奈良縣生駒市不但規定政府部門員工在上班時間禁菸，更要求吸菸後四十五分鐘內不能搭電梯，保護他人免受三手菸傷害。

所以，即使到陽台吸菸，殘留在身上的汙染物還是可能影響室內空氣。

◎家有神明桌、天天燒香拜拜

一定要有神明桌，若是鄉下透天厝，建議設在頂樓，汙染物向上飄散；若是一般公寓大樓就更傷腦筋，只能注意燒香前開窗、香燒完至少保持通風半小時再關。

◎廚房油煙

正確裝設、使用抽油煙機，在不影響烹飪的情況下，抽油煙機愈靠近爐面吸排油煙的效率愈好。另外，改變烹調習慣，多蒸煮、少用大火多油爆炒，也能減少油煙。

◎剛裝潢的房子

很多人都有聞過「新裝潢」的氣味吧？這味道通常是因為建材含有甲醛，不但難聞還是致癌物。網路流傳很多除味方法，例如：放鳳梨皮，但最好的方法是加速通風換氣，至於多久才能徹底消散？根據我們早期研究結果，任何新裝潢至少要保持通風三到四個月，之前台大醫院因為空間不夠，把原本地下室倉庫改成辦公室，雖然已是幾十年的建築，但因為當倉庫時完全密閉，測量後發現甲醛還是超標，加裝通風設備，固定每小時換氣六次①連續半年，檢測正常才敢使用。

此外，室內芳香劑、清潔劑要注意其中含有的揮發性有機溶劑；香氛蠟燭、擴香機也要注意成分，最安全的做法是保持室內清潔就好，不要太過於追求「香氣」，像是洗衣精、柔軟精，如果沒有陽台必須在室內曬衣，散發的氣味更會影響室內空氣品質。

住甲醛屋3個月罹癌？

偶爾會有類似的網路傳聞或媒體報導，不過甲醛的致癌風險與長時間暴露有關，而且甲醛味道會讓人覺得不舒服，敏感的人會覺得眼睛、鼻子受到刺激，所以不必檢測工具，當聞到室內有不良氣味時，請發揮趨吉避凶的本能，遠離可能有汙染的環境。

Note 打造健康宅

你或許沒想到，建築其實也是高汙染產業，全球建築相關產業總計產生百分之五十的空氣汙染、百分之四十溫室氣體、百分之五十水汙染、百分之四十八固體廢棄物、百分之五十氟氯化合物，因此各國從永續發展的角度，積極推動綠建築。

台灣由內政部依亞熱帶高溫高濕氣候特性，結合生態、節能、減廢、健康等需求，訂定「綠建築」評估系統及標章制度；「綠建材」則是指在原料採取、產品製造、使用過程和再生利用循環中，對地球環境負荷最小、對人體健康無害，其中「健康綠建材」是指低甲醛及揮發性有機化合物（TVOC）逸散。所以裝修時最好能選擇不含甲醛等汙染物的建材、家具，除了綠建材標章，還有環保署的環保標章可供參考選擇，光憑「有沒有味道」來判斷其實並不可靠。

綠建築標章

綠建材

① 醫院規定至少每小時換氣六次，是指單一空間內全部空氣量一小時內要換六次，隔離病房則要換十二次以上，這是醫院的特殊需求，一般公司或住家為了冷房效率，很少通風換氣。

改善室內空氣品質！居家好空氣的祕訣

擁有室內好空氣其實不難，只要掌握棟距、通風、器具使用的關鍵原則，輕鬆就能改善你家的室內空氣品質！

以下與室內通風相關內容的資料來源｜台大公共衛生學院副教授 陳佳堃

室內空品判斷標準：悶、熱、氣味

室內空氣好不好，可以從悶、熱、氣味這三個現象來判斷。

太悶太熱（比戶外更熱）表示空氣流動差；室內有風、溫度適宜但仍有氣味，表示室內通風換氣不好，通常是開冷氣最常遇到這種狀況。如果你家有上述現象，未必表示室內空汙超標，但已經會讓人住得不夠舒適、可能有長期健康風險。

陳佳堃老師與蘇大成醫師自二〇一七年合作進行居家環境調查，看了六十幾戶後的心得是：只有極少數特殊案例超標，但絕大多數室內都有悶、熱、氣味。很多人感覺開了冷氣後室內空氣變好，其實是因為身處密閉空間，因溫度降低而感知下降。

什麼樣的房子通風比較好？

室內空氣要考慮多重因素，除了室內格局，外部環境也很重要，比如一整排房子位於正中間、和前後棟防火牆距離不到一公尺的老住宅區，自然通風條件很糟，有必要配合機械式通風，例如：裝設抽風扇或換氣設備（如全熱交換機），可引進新鮮空氣、排出室內廢氣；一般冷氣無法對外換氣，早期窗型冷氣還有換氣鈕，現在分離式冷氣都是內部循環，無法引進外部空氣。

Note 打破氣流死角，讓空氣動起來！

回想一下，房間開冷氣時總有特別冷或特別不冷的位置，所以常聽到搭配電扇或循環扇，增強冷房效率。不開冷氣時，也可以善用電扇或循環扇來強化室內空氣流動，這時目的不是為了吹涼快，是為了打破回流，幫助換氣。

最簡單的方法把電扇放在房間四周，除了門窗以外的角落，記得風速要慢、讓風扇擺頭；循環扇可以吹送更遠，效果更理想，但如果你家只有電風扇，效果也不錯，未必要花錢再多買一項電器。

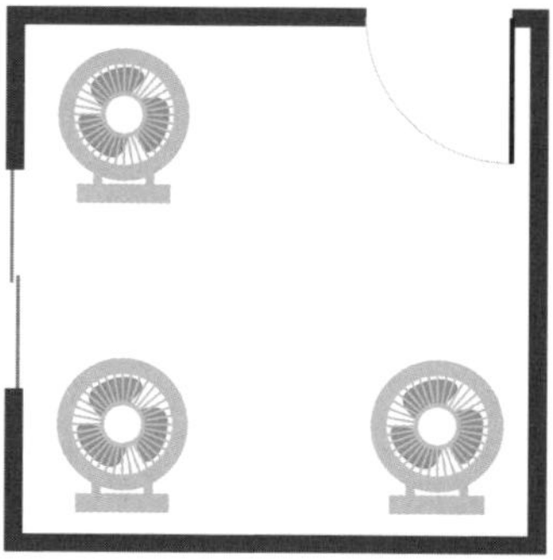

室內空氣變好的五個重點

好空氣祕訣1 讓廢氣從廚房和廁所排出去！

但如果無法加裝全熱交換機、周邊建築又很密集、棟距不足，風吹不進來，該怎麼辦？

我自己的方法是，善用家裡既有的對外排風管道：廚房的排油煙機和廁所的抽風機，前提是，要確認你家這兩處都有確實對外。

每天出門前把門窗關好，減少灰塵或汙染物，回家第一件事是打開廚房排油煙機和廁所抽風機，幫助排出廢氣，再將離這兩處最遠的窗子打開（通常是客廳陽台的窗戶）其他門窗則保持關閉，引進戶外空氣，大約五到十分鐘（看住家大小），就能達到換氣目的。

好空氣祕訣2 首選棟距寬、高樓層、房間都有窗！

如果打算買房，除了注意鄰近建築的棟距夠寬，從我的實務經驗來看，離馬路愈遠愈好，如果有機會選擇比周邊建築物高二層以上的房子更好。

室內隔局方正，每個房間、尤其是廁所一定要有窗戶，就是不錯的選擇。

好空氣祕訣3 下午四點後看房！

很多人會在雨天看房，看有沒有漏水之類的毛病，我也建議大家安排下午四點以後看房，這時剛好是鄰居開始準備晚餐（現代人很少煮午餐，但有孩子的家庭還是常在晚餐開伙），打開門窗測試會不會有油煙味進來。曾經看過號稱好山好水好環境的社區，廚房排煙口集中設計在類似天井的小中庭，感覺油煙會飄散，但實際上這棟高樓層建築在十五樓以下都會聞到油煙味。

Note 廚房油煙

廚房油煙是居家空汙的重要來源，家家都有排油煙機，但再好的機器都無法徹底把油煙排出，除非每次煮完隨時清潔，否則廚房多半還是會摸到黏黏、有粗糙感的地方，就是殘留油煙的證據。

雖然不能百分之百，但正確使用至少能增加效率：

1. 排油煙機和吸塵器一樣，愈靠近，吸力愈好，所以裝設要盡量接近爐面。
2. 煮飯前先啟動，讓流場成形（約十幾秒即可），煮好關火後隔三到四分鐘再關機，幫助排出熱氣。

好空氣祕訣4 空氣清淨機離你愈近愈好！

室內空氣品質在意的是二氧化碳、揮發性有機物，一般空氣清淨機較多針對懸浮微粒如$PM_{2.5}$或殺菌、除塵蟎，不要期待買一台空氣清淨機就能處理全部室內空氣問題。我家沒有空氣清淨機，只要你不是住在總是亮紅燈的高汙染區，在戶外空氣品質還可以時經常替室內通風換氣，平時勤打掃、減少灰塵，也能維持室內空氣品質。

空氣清淨機擺放位置

A. 愈靠近愈好

家裡有小孩、老人或容易過敏，可以依照個人的功能需求、信賴品牌來選擇，最有效率的使用原則是愈靠近使用者愈好。就像是對流式電暖爐要放在腳邊才會覺得溫暖，空氣清淨機也是愈靠近愈好，因為它如同吸塵器，吸附空氣中的灰塵、汙染物，吹出過濾後的新鮮空氣，噴流出來的影響範圍大約只在氣口寬度120倍的距離內，假設氣口寬2公分，有效距離大約2公尺。

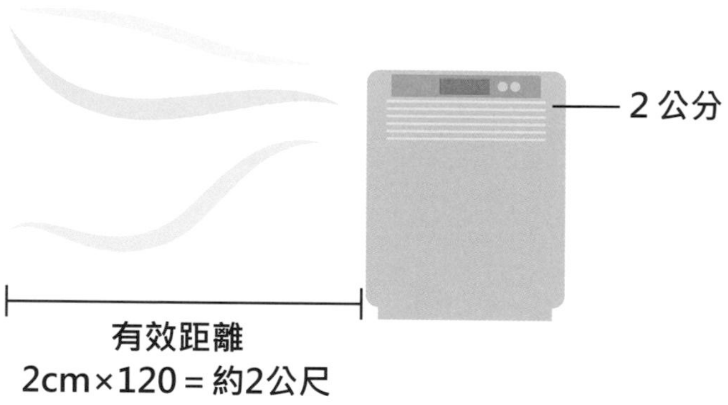

特別提醒：空氣清淨機要定期清淨、更換濾網等耗材，否則吸滿了灰塵髒汙，吹出來的也不會是好空氣。

B. 出風口要和床一樣高

睡覺時注意清淨機的出風口要和床一樣高，以免吹出來的氣流被床擋住。

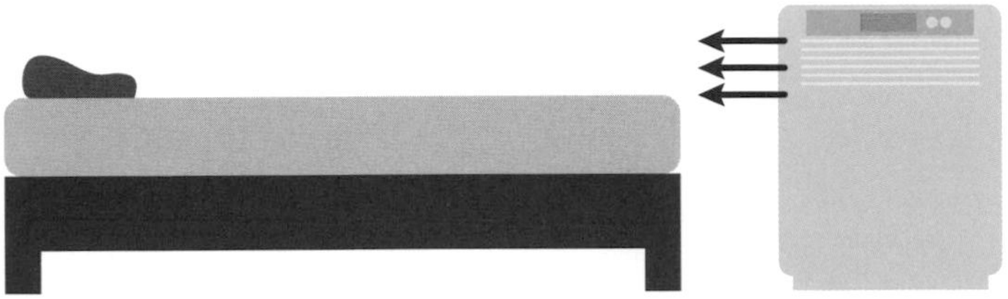

C. 清淨機放在電風扇後方

如果合併使用電風扇，可以將清淨機放在電風扇後方，這樣電扇吹出來的就是乾淨空氣，人可以在電扇的氣流範圍內。

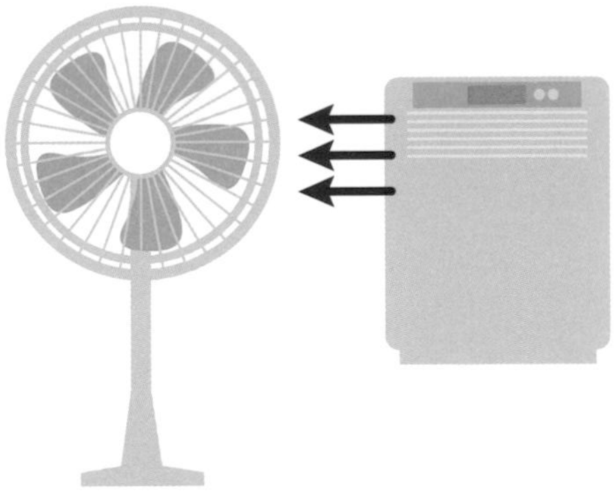

好空氣祕訣5 讓植物幫你淨化空氣！

選對植物，淨化室內空氣的效果不輸清淨機，尤其是處理室內空汙常見的二氧化碳和揮發性有機物，關鍵是要好好照顧，注意通風、避免濕氣，以免孳生黴菌、蚊蟲等問題。

目前有研究團隊在進行以植栽結合換氣系統來做氣體淨化，當然還有許多問題有待克服，比如植物可能很快「吸飽」了就罷工。不過可以樂觀期待，未來或許就會有免換濾網，好好照顧就能生生不息，兼具美化環境和放鬆心情的療癒性綠色空氣清淨機！

Note 植物是清淨高手

植物是淨化空氣最自然的方式，能改善室內空氣品質，可減少落塵、二氧化碳及揮發性有機物，抑制微生物，維持空氣濕度，而且視覺美觀還能紓解緊張情緒！

■落塵

選擇葉片有絨毛或表面凹凸不平的植物，例如非洲堇，經常用濕布擦拭葉面灰塵，可以增加吸塵效果。

■二氧化碳

人呼吸時會製造二氧化碳，而植物行光合作用的過程中會吸收二氧化碳，一般在採光良好的上午吸收效果最好，弱光或晚間七至十點則只進行呼吸作用釋出二氧化碳，非洲堇、聖誕紅、波士頓腎蕨、非洲菊、吊蘭、白鶴芋等植物，在室內二氧化碳濃度超過1000ppm以上仍可進行光合作用，減低二氧化碳濃度，適合放在空間小卻常會有很多人一起討論的會議室。

■臭氧及揮發性有機物

揮發性有機物是室內空氣最主要的汙染源，植物不但能透過葉片吸收、分解，植物的根和盆栽土壤中的微生物也能發揮作用。不同植物移除能力不同，常見又好照顧的常春藤就是不錯的選擇，上班族也可以養在辦公桌。

揮發性有機物種類極多，不同植物對不同汙染物的移除效果也不同。人體無法代謝的甲醛，據台大園藝系花卉研究室選擇二十種台灣常見植物進行測試，發現全部都能吸收，其中波士頓腎蕨、心葉蔓綠絨、常春藤、白鶴芋等植物在密閉空間移除能力都不錯。有研究指出，吉利又好養的發財樹移除苯的效率最好，非洲菊、菊花、白鶴芋也在前十名。

如果你常用油性筆、黏著劑、髮膠和指甲油，其中常含有三氯乙烯，可以試試移除能力最好的非洲菊。排泄物和浴廁清潔劑常會釋放氨、二甲苯及甲苯，不妨在浴室放能適應低光照、耐潮濕的蔓綠絨、黃金葛。

資料來源｜環保署與台灣大學合作，《淨化室內空氣之植物應用及管理手冊：居家生活版》一書。

COLUMN

辦公室的空氣殺手

一般人常認為室外空汙比室內嚴重，其實在密閉建築裡的空氣汙染可能比室外還高一百倍，這種情況通常出現在無法開窗、通風不良的辦公大樓，而上班族工作中常用的電子設備，如影印機、印表機、電腦也會增加揮發性有機物、臭氣和灰塵。而空調設備、除濕機、地毯容易滋生細菌、黴菌等微生物，造成生物性汙染，潮濕、通風狀況不良或重複循環利用的室內空氣，都容易提高空氣中微生物濃度。

建議印表機、影印機、傳真機等最好有規劃獨立空間，並做好排氣設備，不要放在空氣不流通的死角，以免汙染物蓄積。如果辦公空間有限，至少機器與工作人員座位要距離一公尺以上，不要正對排氣出風口。

當然，使用頻率也是關鍵，工作時盡量減少用紙、多用email等電子化交流，可增加效率又少汙染。

PART

4

空汙世代下的
健肺生活指南

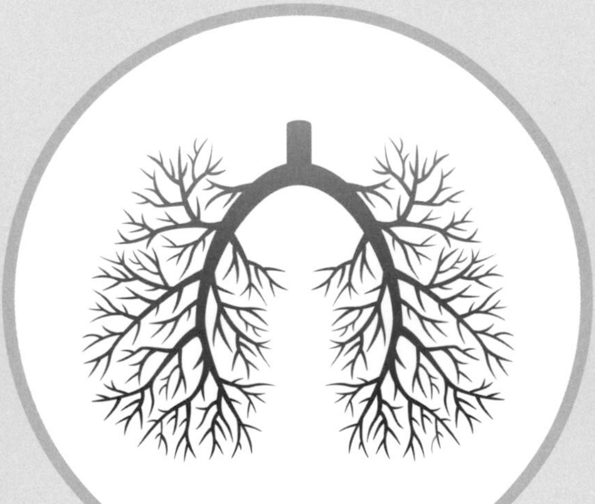

口罩防空汙，戴心安還是真有效？

空汙問題無法在短時間內解決，我們不可能不出門、不呼吸，該怎麼做好自我防護？最簡單的方法就是戴上口罩。

看懂規格，在效果及舒適間取得平衡

隨著人們對空汙問題的重視，口罩也成為健康必備品，便利商店就能買到簡便的拋棄式平面口罩，網路上更有多種不同款式，該怎麼選？除了考慮過濾效果，也要兼顧配戴時的舒適性。

口罩的過濾能力、密合度愈好，愈容易造成呼吸不順暢。以民眾熟知的美規N95口罩為例，能阻擋百分之九十五以上的最易穿透粒徑（可能是奈米等級或是微米等級）微粒，但戴上會感覺呼吸困難。

符合CNS製造規範的平面式醫療用口罩，可達到百分之八十的過濾效果，舒適度高但密合度較差，沒有正確配戴或不合臉型，效果會大幅下降，所以實測過濾效果落差大；歐規FFP1口罩的過濾能力達百分之八十，舒適度和密合度都適中，但在台灣比較不容易取得（口罩正確配戴請見P.157）。

有鑑於民眾防空汙的需求，二〇一七年經濟部標準檢驗局也公布CNS15980防霾（$PM_{2.5}$）口罩國家標準，依防護效果分為A、B、C、D四級；可依據行政院環境保護署所公布之$PM_{2.5}$監測數據，由空氣品質狀況選擇適用等級的口罩，例如$PM_{2.5}$濃度在每立方公尺七十微克／立方公尺以下時，佩戴D級口罩即可達到良好的防護效果。

◎ CNS15980 防霾（$PM_{2.5}$）口罩國家標準

等級	防護效果
A 級（相當於 N95）	可防護 $PM_{2.5}$ 濃度 350 μg/m^3 以下的環境
B 級	可防護 $PM_{2.5}$ 濃度 230 μg/m^3 以下的環境
C 級	可防護 $PM_{2.5}$ 濃度 140 μg/m^3 以下的環境
D 級	可防護 $PM_{2.5}$ 濃度 70 μg/m^3 以下的環境

口罩選購規格

N95 口罩

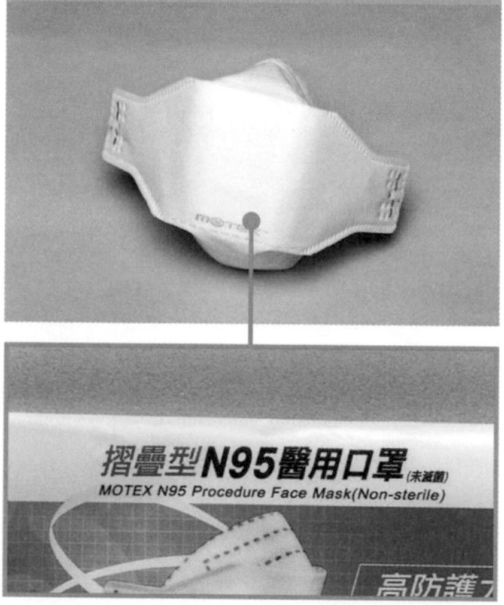

CNS 防霾口罩

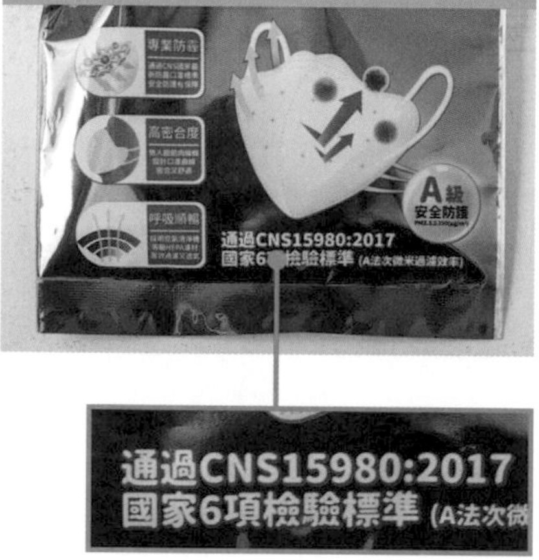

FFP1

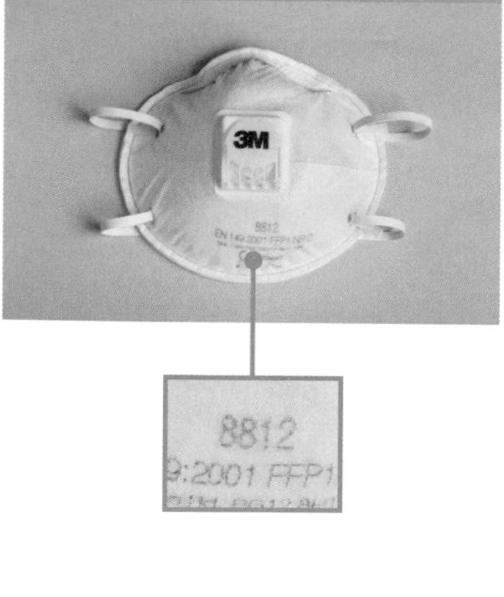

平面式醫療用口罩

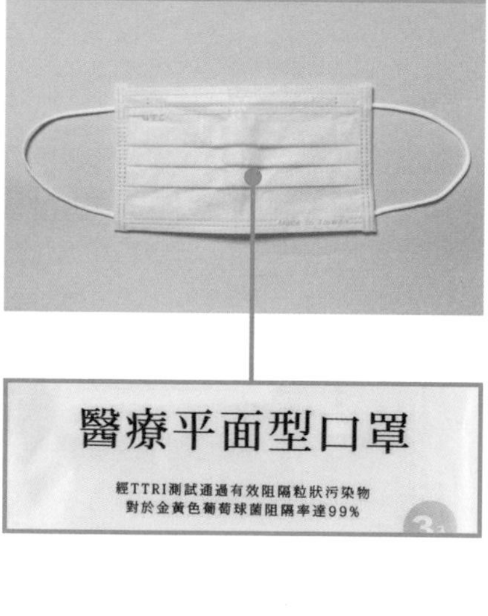

Note

眼鏡起霧？口罩沒戴好！

戴上口罩後發現眼鏡起霧？這是因為口罩不夠密合，空氣從鼻樑附近縫隙洩漏，呼出的空氣水氣重、溫度高，眼鏡鏡面比較冷，水氣凝結就造成眼鏡起霧了。口罩若不密合，防護效果將大打折扣，要看清楚配戴建議。想知道有沒有正確配戴，戴好後可用雙手遮住口罩，吹一口氣，檢查是否有「漏風」現象。

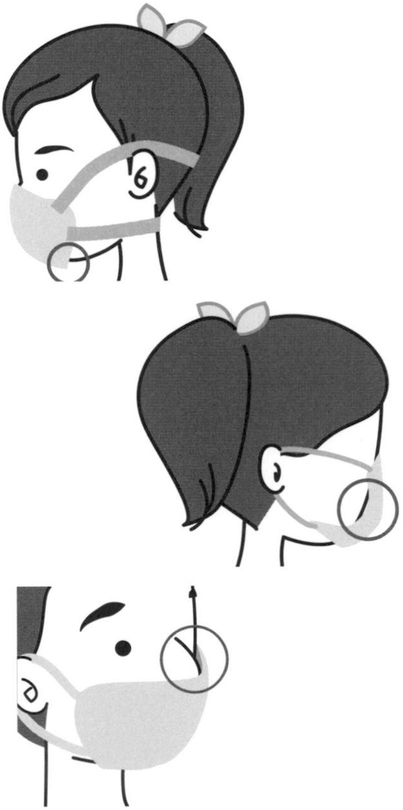

選擇適合臉型的立體剪裁口罩，配戴時注意密合度，尤其是鼻樑、下巴、耳側的縫隙。

兼顧舒適和效果，好口罩要能戴得住！

身為外科醫師，口罩本來就是工作必備品；隨著空汙問題愈來愈受重視，口罩幾乎成為生活必備品，進而發展出各式不同材質、設計的新形態防空汙口罩，但多缺乏客觀可靠的效果檢測；至於因SARS疫情而廣為人知的N95口罩，坦白說我也戴不習慣，會感覺呼吸困難、缺氧。

所以，考慮舒適性和過濾效果，醫療用外科口罩只要正確配戴，也能發揮一定程度的防護效果，而且容易取得、成本低，適合一般日常生活選用。

立體剪裁、密合度高，才能發揮過濾效果！

最常見的醫療用外科口罩就能達到七、八成過濾效果，已足以預防日常生活中的空汙危害，重點在於找到適合自己臉型，密合度高、立體剪裁的口罩，最好要多試戴，一般平面型口罩較難配合臉型弧度，呼吸時空氣容易從縫隙進入，降低過濾效果。

密合度高多少會影響呼吸順暢，如果你戴了N95卻不覺得呼吸困難，表示沒戴好、不夠密合，無法發揮過濾效果。從過濾效果和呼吸舒適度來考慮，歐規FFP1是不錯的選擇。

這樣更好？選口罩的迷思與誤解！

市售口罩款式百百種，活性碳就真的比較好嗎？耐用又可水洗的棉布口罩過濾效果好嗎？相關的迷思與誤解，請陳保中教授來解答！

Q 戴棉布口罩騎機車，有過濾效果嗎？

棉布口罩花色多，耐用又可水洗，戴上它騎機車，鼻孔都不會變黑，所以應該是有幫助的吧？這是很多機車族的疑問，但沉積在鼻腔的微粒大於十微米，棉布口罩約可濾掉百分之八十，機車族會覺得鼻子比較乾淨，但它對真正會深入肺臟、與多種疾病相關的細小微粒，過濾效果其實很有限。

Q 添加活性碳，口罩過濾效果更好？

機車族、義交、路邊停車收費員……等長期身在車陣中的人，如果擔心交通廢氣，除了過濾微粒，考慮廢氣中會包括有機溶劑，可以選擇含活性碳的口罩。

多了一層活性碳，隔離微粒的效果不變，更可以吸附有機溶劑及氣味，適合在騎車、噴殺蟲劑或刷油漆時使用，隔離微粒的效果不變，但會影響透氣性，增加呼吸阻力，所以，如果重點只是預防懸浮微粒，不建議選用含活性碳的醫用口罩。

要注意的是，活性碳接觸空氣、吸附有機物質後會漸漸失效，購買時建議選擇單包裝，即開即用，同時要適時更換。

Q 拋棄式口罩可持續戴多久？每天換新的才能確保過濾效果？

高汙染職場或是要避免病毒、細菌傳播的醫護人員和病人，一定要注意更換口罩，單純為了預防空汙戴的口罩可以重複使用；有趣的是，隨著吸附物增加，口罩的過濾效果會更好，但呼吸時的阻力也會隨著使用時間而增加。

何時該換口罩，可以依個人使用習慣，但當口罩可能被汙染，有破損、變形、骯髒、異味、呼吸阻力增加，或鬆緊帶失去彈性等情形，就一定要換新口罩了。另外，愈來愈多光分解材質口罩，保存時要避免陽光長期直曬。

Q 戴兩層口罩防護力加倍？

戴多層口罩會影響口罩在臉上的密合度，而密合度是過濾效果的關鍵，所以，多一層口罩不等於效果加倍，反而會更糟，同時也會影響呼吸。

Note **負離子「淨化」空氣？**

在這波抗空汙商機中，有不少產品以「負離子淨化空氣」為訴求。

要注意有些負離子殺菌會產生臭氧，濃度太高時對人體有害，刺激呼吸道、影響肺功能，尤其對兒童傷害更大。選擇有負離子、臭氧功能的商品，要注意臭氧濃度是否符合經濟部標準檢驗規範。

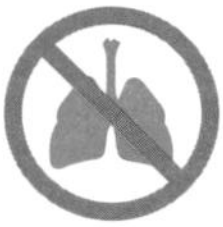

看好空氣品質再出門

出門前除了看氣象預報，決定該不該帶傘、擦防曬，現在還要注意空氣品質預報。

「環境即時通3.0」是由環保署推出的APP，提供即時及未來12小時空氣品質預測服務，並整合紫外線、氣象、河川水質、沙塵及地震、土石流、淹水警戒等環境資訊。可以設定各項指標的警示標準，當到達設定的警示門檻時，也會主動推播，提醒注意避免戶外活動，或者做好準備，帶好口罩再出門。

在規畫戶外活動前，例如：路跑、騎單車、帶孩子去公園、安排校外教學等，不妨先查看空品預報，再選擇最適合的時間。

環境即時通
3.0

同時同地的空氣品質監測，卻出現不同數字？

空品監測到底準不準呢？為什麼有時同時同地，卻呈現不同的數字結果？請陳保中教授來解惑！

環保署空氣品質預報足以做為日常參考

除了環保署，目前也有民間團體投入空氣品質監測，兩者間若有數據落差，到底以誰為準呢？低成本的微型空氣品質感測器裝設簡便，容易產生誤差，也未經過完整的性能驗證評估，但空汙濃度變化的大方向是一致的。

以空氣盒子為例，環保署曾在同樣條件下進行比對，結果標準測站和空氣盒子對區域空氣品質的汙染物濃度變化呈現類似的趨勢，數值一起變高或變低。

所以，我的建議是，**環保署的空品預報足以做為日常生活的參考**，而如果特別在意身邊的空氣品質，比如家有老人、小孩或過敏患者，居家裝設微型空品感測器也可以做為參考來源之一，但不必太計較細微的數字變化，就像我們在家用的溫濕度計很少會去校正，準確性或許有限，卻也足以提醒你「該開除濕機了」；同樣的，居家空氣監測也可以提醒你「該開空氣清淨機」或「該戴口罩出門」。

空氣品質監測不簡單！

環保署是依國際原則來進行空氣品質監測，除了最普遍的一般測站外大致可分成三種監測站：

工業汙染監測站

目的是監測高汙染物質的排放是否符合標準，會鎖定相關產業附近設置，如：台中火力發電廠、六輕等。

交通汙染監測站

設置於交通流量頻繁之地區，評估機動車輛管制之成效及評估行人暴露於車輛廢氣汙染狀態。

背景監測站

則要收集沒有人為汙染來源的自然背景值做為對照參考。

不同監測站的監測物質也不太一樣，像是光化測站，偵測空氣中的揮發性有機物與臭氧，而超級測站可以提供一般測站無法獲得的懸浮微粒資料，深入分析其中成分，例如：重金屬、化學組成、有機化學成分，台灣超級測站在二〇〇二年開始運作。

空汙環境下，如何運動才健康？

俗話說：要活就要動，運動對於人體健康有其重要性，但活在空汙世代，又該怎麼運動最健康呢？

空汙對心肺的影響，短時間就可能發生

要活就要動，運動對健康的好處無庸置疑，但在空汙環境下，出門運動會不會健身不成反傷身？運動時會吸入更多空氣，人體最大運動時的換氣量可達每分鐘一百公升，大約比安靜狀態下多二十倍，很多人擔心，這豈不是把自己變成街道上的「人體清淨機」，用肺幫忙過濾空汙？

關於這個問題，全球的研究人員也很想知道答案。

二〇一七年十二月，《Lancet》醫學期刊發表一篇研究指出，六十歲以上的健康人、病情穩定的第二期慢性阻塞性肺病患者和冠狀動脈心臟病患，分別在$PM_{2.5}$平均濃度十七到十八的牛津街及$PM_{2.5}$濃度六到七的海德公園慢走二小時，結果在牛津街的受試者動脈彈性變差，而海德公園的肺功能和動脈彈性都有改善。這項研究令人在意的是：**空汙對心肺功能的影響在短時間內就可能發生**。

同樣來自英國、劍橋大學發表在《Preventive Medicine》醫學期刊的研究分析空汙與運動對死亡率的影響，得出$PM_{2.5}$濃度高達一百，走路可走十小時、騎自行車（相當於劇烈運動的運動強度）可達一．五小時，帶來的健康效益仍大於空汙的影響，而全球百分之九十九地區的$PM_{2.5}$濃度均小於一百，台灣$PM_{2.5}$年平均濃度為二十．九。因此這項研究認為：**不必因為空汙而放棄走路和騎自行車，運動的好處大於空汙可能引起的健康風險**。

陳保中：別把空汙當藉口，健康運動沒那麼難！

不同的研究方法、實驗設計，結論看來都有道理，對一般民眾來說，只透過媒體的片斷報導，大概會覺得無所適從。其實，回到日常生活，要在避免空汙危害的條件下達到運動目的，並不困難，大可不必被時不時出現的新聞報導驚嚇，連散步、騎自行車、慢跑、偶爾河濱籃球場三對三鬥牛的樂趣都放棄。

健康運動重點1　挑對時間

目前環保署空氣質量指數有詳細建議（請參考本章附表P.178），AQI＞100時（相當於$PM_{2.5}$＞36），敏感族群（有心臟、呼吸道及心血管疾病患者、兒童、老年人）應減少戶外活動；一般民眾AQI＞150（相當於 $PM_{2.5}$＞55）提出戶外活動警示。而根據二〇一七年AQI資料，對敏感族群不健康的天數，全年總計六十六天，所以算一算，一年還有將近三百天可以從事戶外運動！

除了參考環保署的空汙預報，也要注意**避開交通尖峰時間**。

一般來說上班時間集中，大家都要趕九點打卡，所以早上空汙濃度高但持續時間短；而下班時間很分散，從晚上五點到八、九點都有可能，人潮車流不像早上會在短時間大量集中，所以空汙濃度相對較低，但持續時間卻很長。

總之，都市的空汙濃度通常在上下班時段形成兩個高峰，不適合戶外運動，但上班族偏偏要在這段時間出門，必要時只好戴上口罩。

另外，更重要的是在政策上鼓勵大家搭乘大眾運輸工具，減少車流帶來的空汙，像是雙北推出一千二百八十元月票，希望持續觀察其效應，未來提供更多誘因，進一步影響民眾對通勤交通工具的選擇，從源頭改善空汙程度。

交通尖峰時間的空汙變化

一氧化碳（CO）及氮氧化物（NO_2）與交通汙染排放息息相關，由這兩項汙染物在一天中不同時間的濃度變化可以明顯觀察到與交通尖峰時刻的關連，以北中南東四座城市為例。

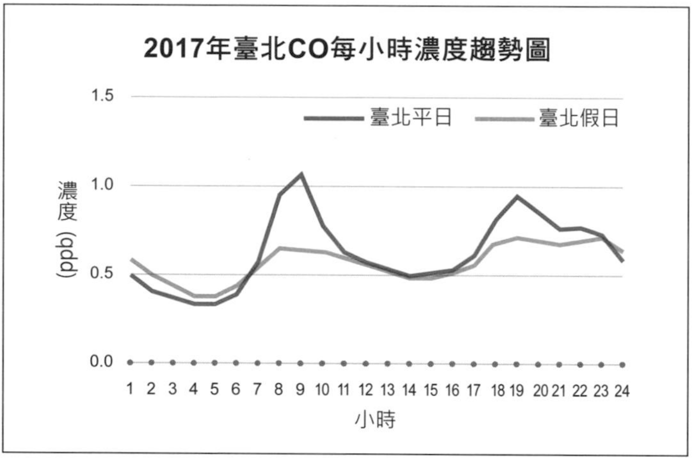

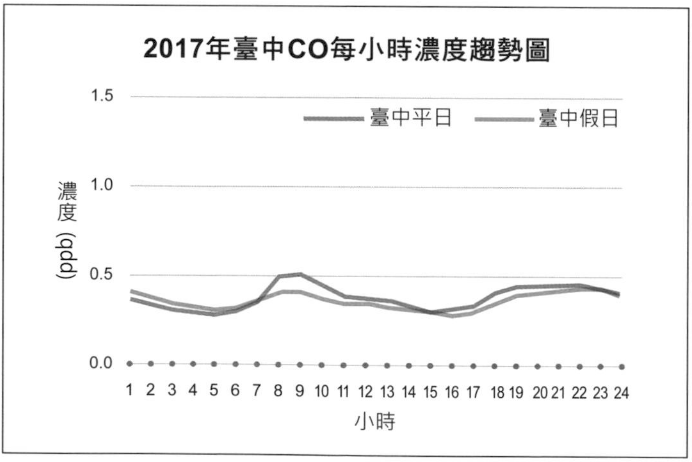

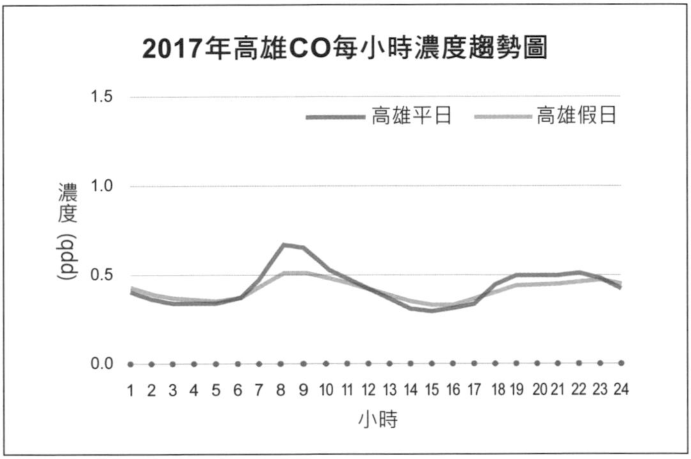
2017年高雄CO每小時濃度趨勢圖
高雄平日
高雄假日
1.5
1.0
0.5
0.0
濃度 (ppb)
1 2 3 4 5 6 7 8 9 10 11 12 13 14 15 16 17 18 19 20 21 22 23 24
小時

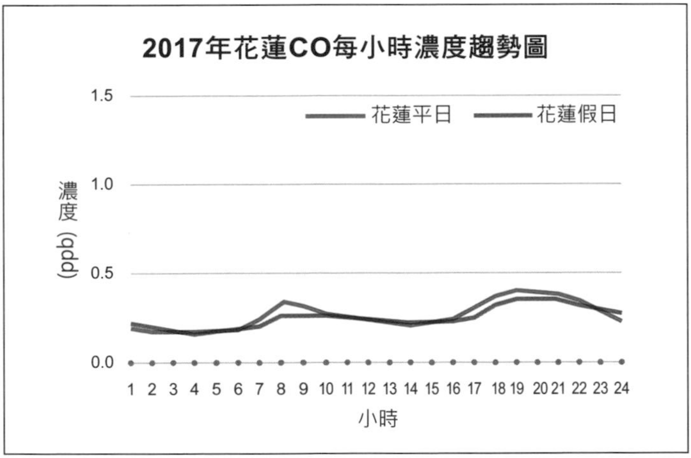
2017年花蓮CO每小時濃度趨勢圖
花蓮平日
花蓮假日
1.5
1.0
0.5
0.0
濃度 (ppb)
1 2 3 4 5 6 7 8 9 10 11 12 13 14 15 16 17 18 19 20 21 22 23 24
小時

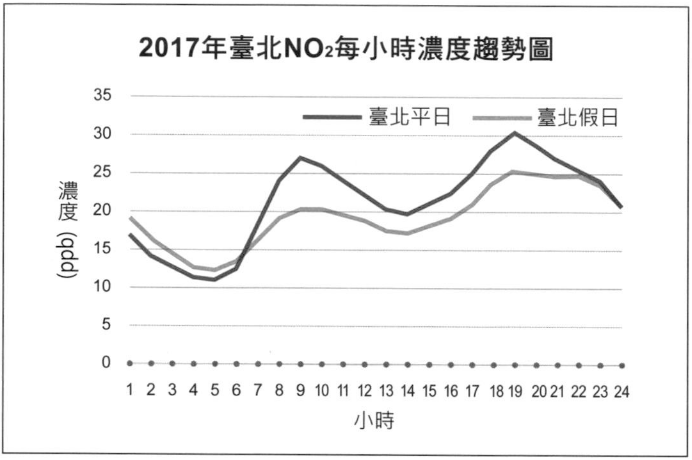
2017年臺北NO2每小時濃度趨勢圖
臺北平日
臺北假日
濃度 (ppb)
35
30
25
20
15
10
5
0
1 2 3 4 5 6 7 8 9 10 11 12 13 14 15 16 17 18 19 20 21 22 23 24
小時

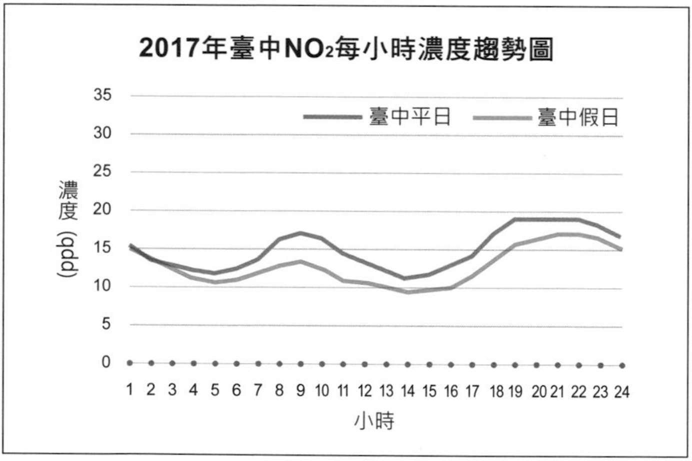
2017年臺中NO2每小時濃度趨勢圖
臺中平日
臺中假日
濃度 (ppb)
35
30
25
20
15
10
5
0
1 2 3 4 5 6 7 8 9 10 11 12 13 14 15 16 17 18 19 20 21 22 23 24
小時

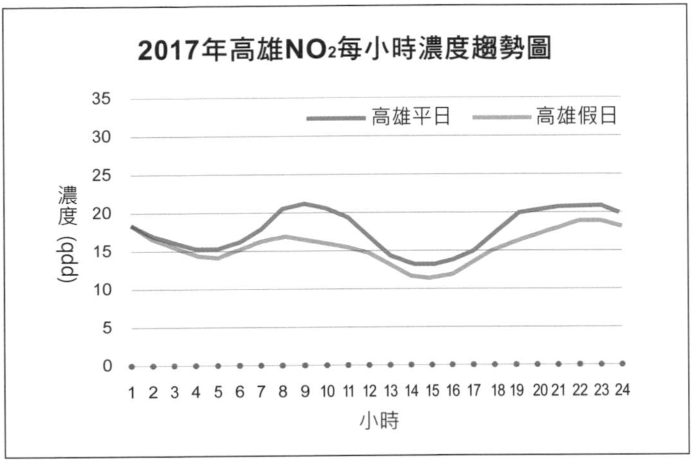
2017年高雄NO2每小時濃度趨勢圖
高雄平日
高雄假日
濃度 (ppb)
35
30
25
20
15
10
5
0
1 2 3 4 5 6 7 8 9 10 11 12 13 14 15 16 17 18 19 20 21 22 23 24
小時

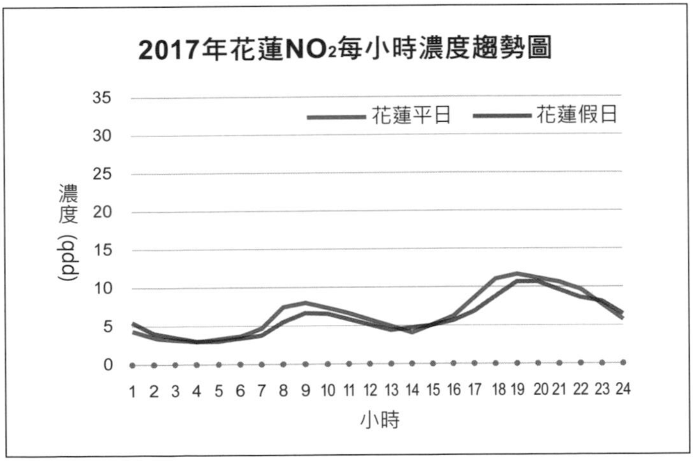
2017年花蓮NO2每小時濃度趨勢圖
花蓮平日
花蓮假日
濃度 (ppb)
35
30
25
20
15
10
5
0
1 2 3 4 5 6 7 8 9 10 11 12 13 14 15 16 17 18 19 20 21 22 23 24
小時

健康運動重點2　挑對場地

因為很難找時間運動，我平時很習慣走路，包括上、下班或假日出門，只要不趕時間就盡量步行，讓運動融入生活中，台北市其實不大，不管要去哪兒，我覺得靠一雙腿就能走到目的地。

北醫公衛系莊凱任老師曾以學生為對象，比較在台北市走路、搭公車、搭捷運和開車這四種不同通勤方式的空汙暴露及心血管疾病的影響，結果發現走路最糟，$PM_{2.5}$、PM_{10}和揮發性有機物的暴露量是搭捷運的二倍。但我並沒有因此放棄走路。

我的方法是**早點出門**，通常早上六點多就到醫院，**避開高空汙時段**；下班時我會選擇走比較少空汙的「路線」，盡量**避開大馬路，改走小巷弄**，沿途有公園、綠地更好，我通常會走進中正紀念堂，裡面的空氣比外面大馬路好很多，即使$PM_{2.5}$可能差異不大，可是對於汽機車排放的揮發性有機溶劑濃度會少很多；另外，多繞路、增加活動量，創造的健康效益相對也能減少空汙的影響。

當然，每個人對健康風險評估標準不同，也有不少台大醫師會選擇室內運動，除了遠離空汙，主要也因為工作時間太長，在家裡跑跑步機比較方便。台北市和新北市近年來增設許多運動中心，在空氣品質不佳的時候也是不錯的選擇；各大企業常會找各式餐廳簽約，提供員工餐飲折扣，其實不如也找幾家運動中心、健身房合作，同事間除了聚餐，相約運動也能建立好關係。

假日比較沒有明顯的空汙高峰期，就盡量避開塞車、車流量大的地方，比如大安森林公園聽起來很不錯，但鄰近的建國高架橋因為假日花市、玉市，反而人潮車流比平時更擁擠，持續時間也更長。

河濱公園是蠻好的運動場地，車少、空曠，河道旁風大，有風流動能加速改善空汙；另外，台灣山林豐富，不必特別去挑戰大山岳，鄰近的小山丘也不錯，像台北近郊就有很多條親山步道，也是假日運動的好選擇。

總之，別把空汙當成「宅」的藉口，讓生活動起來吧！

COLUMN

看懂空氣品質指標（AQI）

AQI

空氣品質指標（AQI）是環保署依據監測資料，整合當天空氣中臭氧（O_3）、細懸浮微粒（$PM_{2.5}$）、懸浮微粒（PM_{10}）、一氧化碳（CO）、二氧化硫（SO_2）及二氧化氮（NO_2）濃度等數值，以其對人體健康的影響程度換算出來的，並以不同顏色標示，可做為日常活動參考。

AQI 指標	對健康影響	活動建議
0～50 良好	汙染程度低或無汙染	正常戶外活動
51～100 普通	對非常少數之極敏感族群產生輕微影響	極特殊敏感族群建議注意可能產生的咳嗽或呼吸急促症狀，但仍可以正常戶外活動。

101～150 對敏感族群不健康	可能會對敏感族群的健康造成影響，但是對一般大眾的影響不明顯	①一般民眾如果有不適，如眼痛，咳嗽或喉嚨痛等，應該考慮減少戶外活動。 ②學生仍可進行戶外活動，但建議減少長時間劇烈運動。 ③有心臟、呼吸道及心血管疾病患者、孩童及老年人，建議減少體力消耗活動及戶外活動，必要外出應配戴口罩。 ④氣喘患者可能需要增加使用吸入劑的頻率。
151～200 對所有族群不健康	對所有人的健康開始產生影響，對於敏感族群可能產生較嚴重的健康影響	①一般民眾如果有不適，如眼痛，咳嗽或喉嚨痛等，應減少體力消耗，特別是減少戶外活動。 ②學生應避免長時間劇烈運動，進行其他戶外活動時應增加休息時間。 ③有心臟、呼吸道及心血管疾病患者、孩童及老年人，建議留在室內並減少體力消耗活動，必要外出應配戴口罩。 ④氣喘患者可能需要增加使用吸入劑的頻率。

201～300 非常不健康	健康警報：所有人都可能產生較嚴重的健康影響	①一般民眾應減少戶外活動。 ②學生應立即停止戶外活動，並將課程調整於室內進行。 ③有心臟、呼吸道及心血管疾病患者、孩童及老年人應留在室內並減少體力消耗活動，必要外出應配戴口罩。 ④氣喘患者應增加使用吸入劑的頻率。
301～500 危害	健康威脅達到緊急，所有人都可能會受到影響	①一般民眾應避免戶外活動，室內應緊閉門窗，必要外出應配戴口罩等防護用具。 ②學生應立即停止戶外活動，並將課程調整於室內進行。 ③有心臟、呼吸道及心血管疾病患者、孩童及老年人應留在室內並減少體力消耗活動，必要外出應配戴口罩。 ④氣喘患者應增加使用吸入劑的頻率。

養肺運動一起來！

常運動的人肺活量比較好，當髒空氣進入變成痰時，容易把痰咳出來，但如何鍛鍊肺功能呢，聽聽陳晉興醫師怎麼說！

鍛練肺活量，讓肺更健康

肺功能包括肺活量，是指一次盡力吸氣、再盡力呼出的氣體總量；空氣吸進肺泡後，還需要做氧氣交換，老菸槍、有肺病的人（比如慢性阻塞性肺病或肺纖維化）即使吸進氧氣也無法充分有效運用，嚴重時，呼吸次數增加也得不到足夠的氧氣，而產生缺氧現象。

我們能夠鍛練的只有肺活量，養成運動習慣是最好的方法，當運動量增加、身體的耗氧量增加，就要用更多呼吸把氧氣帶進來、二氧化碳排出去。所以，只要能增加耗氧量的就稱為有氧運動。肺活量一般在二十五歲達到巔峰，之後逐漸下降，健檢時不妨檢查肺功能，了解自己的肺活量有多大。運動選手通常可以有五、六公升的水準，一般成年人多半只有二・五到三・五公升。

常運動的人肺活量比較好，當髒空氣或細菌進入變成痰時，容易把痰咳出來，幫助肺部清潔，一旦肺活量不足，痰就愈積愈多，就可能引發肺炎，這也是臥床、體力虛弱的人常常伴隨肺炎的原因。

強化肌肉力量、提升呼吸效率

我年輕時很愛打籃球、排球，現在喜歡打網球，找不到球伴時就慢跑。算一算，我的跑齡快二十年了，以前還會路跑，現在空氣品質不好，改成在家跑跑步機，通常會在半小時至一小時之間跑三到五公里，跑太快、運動太激烈容易受傷，無論選擇什麼運動，都要在自己能力範圍內。年紀大、體力不好的人不妨試試練太極拳或氣功，這類動作慢、強調搭配呼吸的運動。

另外，強化肌肉力量、提升呼吸效率也是鍛練肺活量的方法，我們在吸氣、吐氣時會牽動胸壁，吸氣時胸壁向外、橫膈膜下降，胸壁的伸張很難改變，只有設法訓練橫膈膜，像是練習用腹式呼吸，胖子通常比較容易喘，就因為肚子大，橫膈膜降不下去，所以呼吸空間很小，只好增加呼吸次數，而練過聲樂、很會唱歌的人，呼吸就比較有效率。

特別的呼吸方法，鍛練肺功能

深呼吸法

練習此方法建議從躺姿開始，習慣後可採用坐姿，然後進階到站姿，進而可以在任何姿勢下進行。

A 深呼吸法

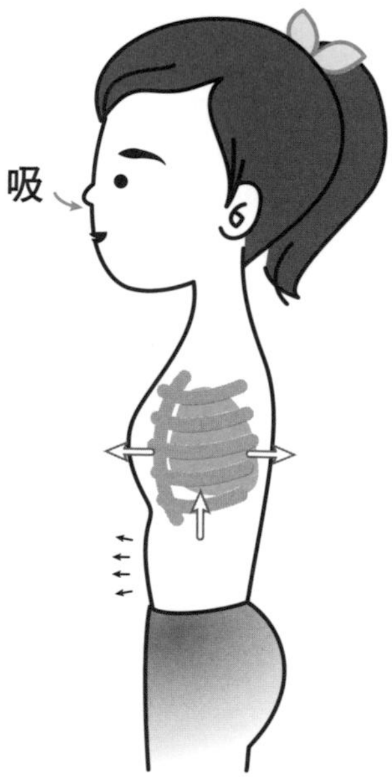

Step1

由鼻吸氣，下肋骨會往外、往上抬起，腹部會慢慢鼓起。

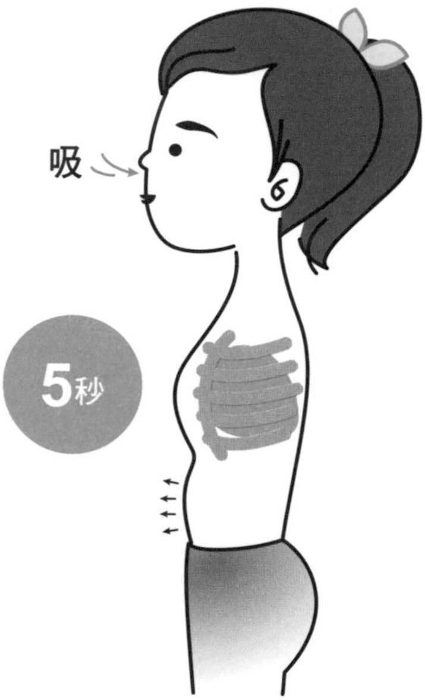

Step2

持續吸氣，使肺的上部也充滿空氣，此時，上胸部也會擴大，這個過程一般約5秒。

貼心小提醒

① 若有心血管問題的患者，建議省略步驟3憋氣這個動作。
② 進行深呼吸運動過程中，若有頭暈現象，建議暫停練習回歸一般呼吸至緩解。
③ 採躺姿時，將手上舉輕輕放置頭兩側，可放鬆上胸廓及肩頸的肌肉，並增加腹部及下胸廓的擴張量。

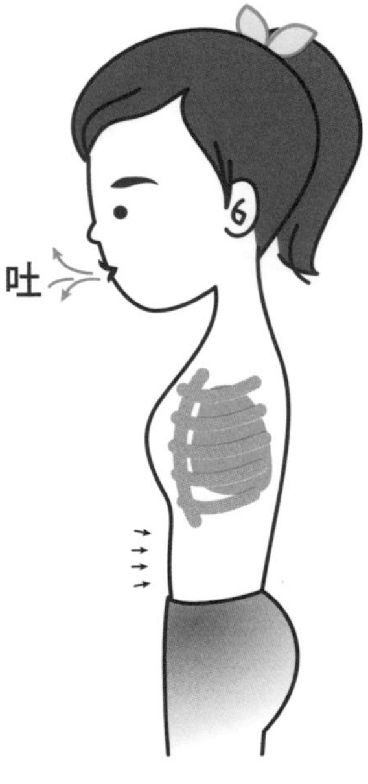

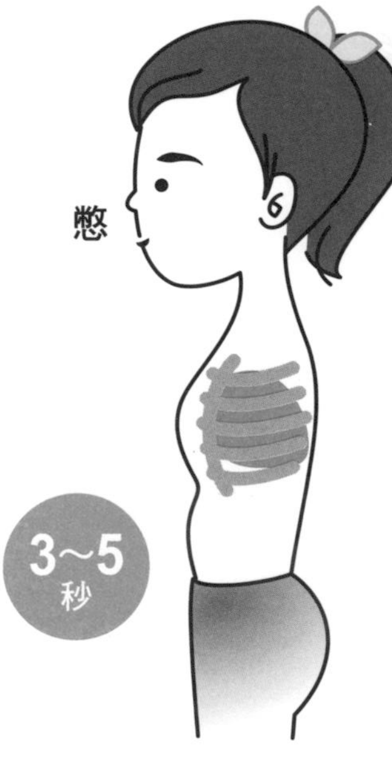

Step4

慢慢由嘴巴吐氣，肋骨和腹部漸漸回到原來位置，停頓1、2秒鐘後再重複，重複約6～10次。

Step3

此時可稍微閉氣，約3～5秒。

貼心小提醒

此法也可以幫助入眠。

B 睡眠呼吸法

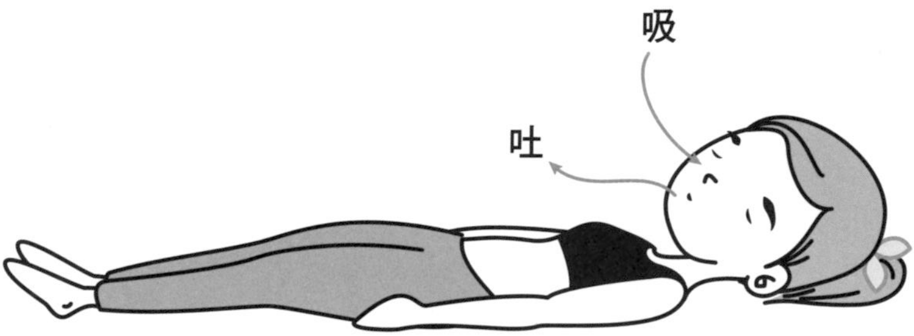

Step1

平躺於床上，兩手平放在身體兩側，閉上眼睛開始做深呼吸。

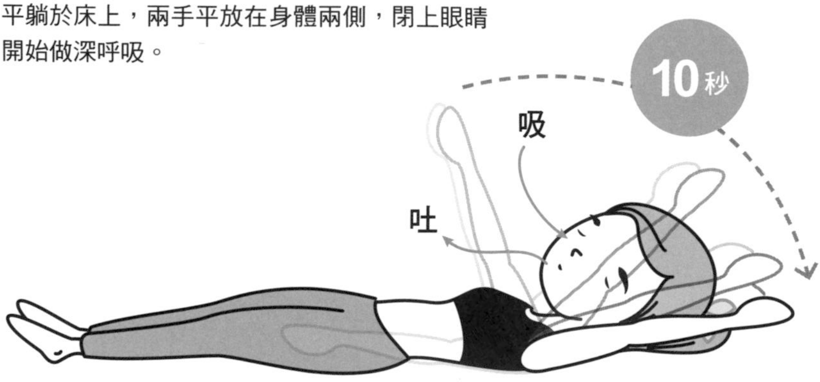

Step2

將手上舉輕輕放置頭部兩側，過程約10秒鐘，雙臂同時回復到原身體兩側，反覆10次。

貼心小提醒

氣溫較低時，建議可以戴上口罩幫助呼吸道保持溫暖。

C 運動呼吸法

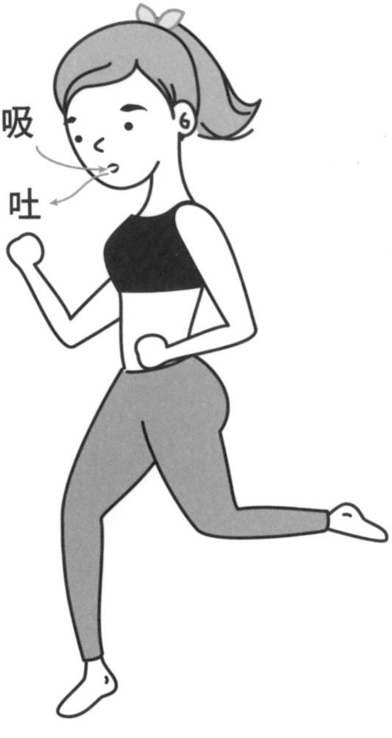

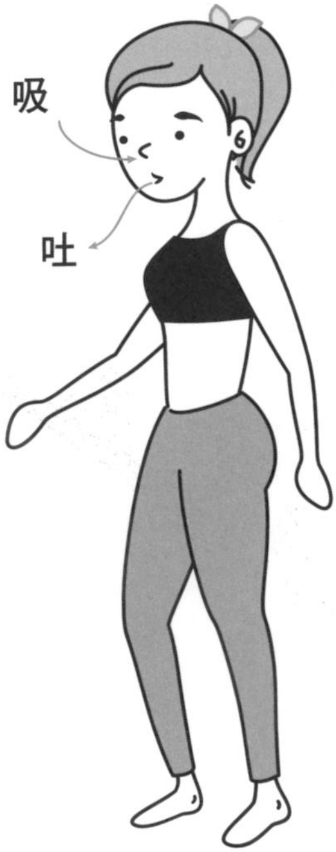

Step

強度較高的運動

如：快走或慢跑。以嘴巴吸氣、嘴巴吐氣的方式來增加呼吸量，這種呼吸方式因阻力較小，也會比較省力。

Step

強度較低的輕鬆運動

如：以舒服的速度走路。可以
配合鼻子吸氣、嘴巴吐氣來
加呼吸量。

怎麼吃，能養肺？

到底吃什麼能養肺？這是陳晉興醫師常被問到的問題之一。答案其實很簡單，重點就在均衡飲食。

飲食均衡就好，呼吸健康更重要！

大概受傳統食補觀念影響，台灣人對飲食保健特別有興趣，我經常被問到：「吃什麼能保肺？」說真的，肺臟健康和呼吸比較有關，不要抽菸、遠離二手菸、空汙時少出門、記得戴上口罩，這些原則絕對比「該吃什麼」更有意義。

食物雖然吃多了也無害，但是大量吃某些養肺食物也可能導致營養不均衡；而加工過的食品，尤其是保健食品，更要小心選擇合格廠商，或有健康食品認證的脾，依建議劑量服用就好，不要貪多。

我認為均衡飲食就好，再好的食物也不能吃太多，烹調時遵守少鹽、少糖、少油的原則，能減少身體的負擔、預防三高，當整體健康提升了，肺臟自然也跟著受惠，不必刻意強調「養肺」。唯一要注意的是，**冰冷、辛辣等刺激性食物可能導致支氣管收縮，尤其是呼吸道敏感、有氣喘體質的人要盡量避免**。

試試地中海飲食！

飲食習慣能保護人體健康，減少空汙危害嗎？目前還沒有明確的答案，不過，從「空汙會引發體內發炎反應、增加氧化壓力」的角度來分析，富有抗氧化、抗發炎效果的飲食或許會有幫助。

在各式飲食法中，以大量蔬果、全穀類、豆類、橄欖油、魚和少量肉類為主，使用豐富天然香料調味，搭配乳酪、紅酒為特色的地中海飲食，就有抗氧化、抗發炎效果，早在七〇年代就被認為有益健康，陸續有研究發現能減少心血管疾病、癌症及失智風險，最新研究也認為有助減輕空汙造成的健康問題。

紐約大學醫學院將全美國五十五萬名平均年齡六十二歲者，依飲食習慣接近「地中海飲食」的程度分類，並結合空汙長期暴露後的健康狀況，進行長達十七年的分析研究，結果發現：$PM_{2.5}$濃度每增加十，採用地中海飲食者因心血管疾病死亡的機率上升百分之五，而非地中海飲食者增加百分之十七。

美國環境保護署的研究也肯定「對於心血管、呼吸道疾病的患者來說，含有抗氧化或抗發炎特性的營養補充品（例如：魚油、橄欖油），或許能對空汙造成的健康影響提供部分保護。」

但究竟該吃多少才能發揮最佳效果？還沒有明確結論，而是否該開始補充抗氧化劑？事實上，蔬菜和水果就是最佳的抗氧化選擇，富含Omega-3脂肪酸的食物（例如：堅果、橄欖油、酪梨等）也有助抗發炎，仔細想想，健康飲食還是老話一句：多蔬果、選好油、適量優質蛋白！

空氣品質，人人有責！

電費不能漲、空氣不能糟？
陳保中教授表示，每個人都該理解及接受，
天下沒有白吃的午餐，要呼吸好空氣，就得付出行動。

通勤盡量選擇大眾運輸工具

兒子在南部念書時會騎機車，回台北就改搭捷運、公車，騎Ubike；我常問從中南部來台北念書的學生們，發現大多還是習慣騎機車，為什麼不搭捷運？主要原因是覺得騎車更方便、省時還省錢。

自一九九六年第一條台北捷運通車，二十多年來連結捷運、公車的大眾運輸路網逐漸完善，根據主計處二〇一七年家庭收支調查顯示，北市家庭在大眾運輸的年平均花費二・四萬元，是全國家庭的平均年支出一萬元的兩倍；而購買交通工具的平均年支出四千七百六十八元，也低於全國家庭平均一・五萬元。

這是個好消息，但要改變通勤習慣，選擇大眾運輸工具，還需要足夠的誘因。

根據交通部的調查，台灣機車密度高，每平方公里平均有三百七十八輛機車，一天平均行駛五十三・八分鐘，每週油錢僅一百元，相較二年前調查結果，機車使用天數、里程及時間均增加，高達七成的機車族表示，無論政府實施何種機車管理措施，都不會改用公共運輸工具。一方面是許多地區大眾運輸系統還不夠普及完善，即使在台北，很多人還是覺得騎機車更方便划算，可是騎機車不但製造空汙，也同時身受其害，直接置身在廢氣中。

加速推動大眾運輸系統的建設、降低大眾運輸費用支出、適度提高油價，要由政策推動，也需要民眾支持。如果因為工作或其他原因一定要有汽機車，請做好定期檢驗保養，別開烏賊車上路。

Note 騎Ubike是好選擇嗎？

剛從英國回來時，我曾經想騎自行車通勤，但路況不適合，空汙更是一大挑戰，自行車速度比機車慢，但它又是一種運動，會讓心跳呼吸更急促，比騎機車、走路吸入更多廢氣。所以，後來我選擇走路。

在大環境普遍存在空汙的情況下，沒有一種方法是完美的，只能盡量避免，如果要享受騎自行車的樂趣，還是不要在大馬路上，選擇河濱專用道更適合。

少吃油炸、碳烤食品

餐飲油煙也是空汙重要來源，除了店家要做好減少汙染排放，我們少吃這類食物也有助個人健康，自家廚房也要盡量減少油煙，少油炸，多蒸煮；尤其，中秋節烤肉也要避免碳烤，改用電烤爐。

不買需要乾洗的衣物

乾洗過程中使用的有機溶劑可能會飄散到空氣中，盡量不購買需乾洗的衣物，如毛料或皮革等製品。

選擇有環保、節能標章的家電及日用品

節能標章代表能源效率比國家認證標準高百分之十到五十，而環保標章除了省能源，更進一步要求符合「可回收、低汙染、省資源」標準，包括產品本身的組件及製造工廠都要符合環保標準，例如：使用的塑膠材質不能含有重金屬鉛、環境荷爾蒙等。

根據環保署估算，以長時間運轉的冰箱、除濕機、開飲機為例，換用符合環保、節能標準的產品，一年約可省下

環保標章

節能標章

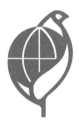

二百五十六度、約一般家庭一個月的用電量。

心誠則靈，不拜香、不燒金

對長輩來說的確很困難，我雖然參與推動龍山寺減爐，卻難以說服母親改變早晨敬香的習慣，只能提醒她點香前記得開窗，做好通風，盡量降低影響吧。

做好垃圾減量，減輕焚化爐負擔

不希望自家附近有焚化爐，卻天天製造大量垃圾？這當然是很矛盾的行為。生活中盡量減少垃圾，例如：自備環保餐具、購物袋、做好資源回收等，台北、新北市實施垃圾費隨袋徵收後，每人每天垃圾清運量都已較開辦時減少七成左右，可見只要有心，還是有辦法可以減少垃圾。

不要露天燃燒落葉、枯枝等廢棄物

個人對空汙的改善或許很有限，但積少成多，而且減少製造空汙的行為，同時也能避免自己受到空汙危害。在抱怨壞空氣時，請大家也想想：為了好空氣，你願意付出多少代價？

大家都不想要空汙，但若電費調整，大家又唉唉叫，乾淨的空氣可能需要更多費用來獲得或維持，如果不要火力發電，改採天然氣發電，費用提高是必然的。我想每個人都該理解及接受，天下沒有白吃的午餐，要呼吸好空氣，就得付出行動。

PART

5

肺癌權威教你
破除迷思、養肺活命

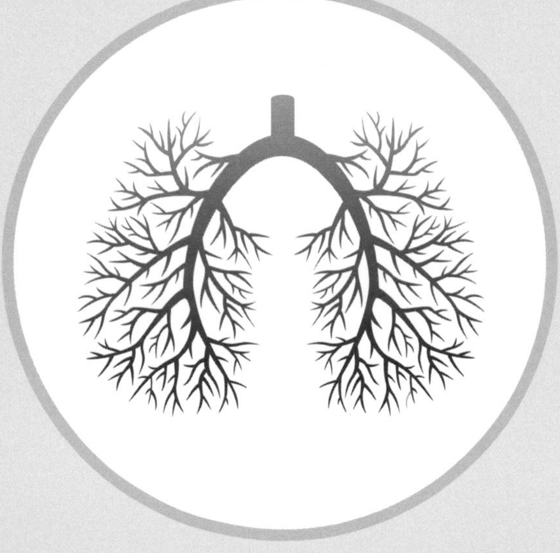

破除肺病常見四大迷思

一直咳嗽是肺癌、痰中帶血代表生大病、三手菸比較不傷肺……是真的嗎？聽聽肺癌權威陳晉興怎麼說！

Q 一直咳嗽，難道是肺癌？

咳嗽很常見，感冒、肺炎、肺結核……當然還有肺癌，都有可能。所以先別亂猜，如果持續咳嗽超過二週，請盡快就醫檢查。

事實上，肺癌患者反而少有咳嗽，因為咳嗽是人體對外來刺激的自我保護反應，而癌症是身體正常細胞突變，所以會逐漸適應。肺癌患者咳嗽通常是腫瘤長太大，壓迫到氣管、支氣管，或阻塞引起肺部發炎。

Q 維生素C和β-胡蘿蔔素能預防肺癌發生？

這些食物和營養素缺乏防治肺癌的證據力，但只要確定是無害的食品或保健食品，參考衛福部的每日建議攝取量，其實也不反對。不過要注意，β-胡蘿蔔素吃多了會使皮膚發黃。

除了維生素C、β-胡蘿蔔素，「據說」有助養肺、抗肺病、防肺癌的種種都市傳說還有很多，醫師的態度都一樣：只要確定食品本身無害（天然食品或通過衛生單位核准的保健食品），適量而不是大量攝取到偏食、影響營養素的均衡攝取，就不反對。

飲食、保健品的攝取最重要是「適量」，營養素缺乏當然不好，但過量也一樣會有問題，均衡飲食、多元攝取是最佳策略，不贊成太固定、大量攝取某一種營養素。

如果是針對某些疾病宣稱療效，就不是食品，而是藥品，需要通過嚴謹的臨床試驗。有時會在診間外發現有人兜售各種來路不明的產品，甚至假借病友、患者家屬的名義取得信任，請大家小心判斷，先請教醫師建議，騙財事小，傷害健康才是大事！

Q 沒有把菸「吸進去」，比較不傷肺？

二手菸、三手菸都會危害旁人健康，所以不管有沒有把菸「吸進去」，只要點著菸，在旁邊呼吸就已經吸進入肺，吸菸時會同時有一、二、三手菸害①，不但傷肺又傷身，因為吸菸危害的不只肺臟，更影響全身健康，別試圖自欺欺人。

Q 痰中帶血，我一定生大病了？

戲劇常演到類似的「咳血」情節，說實話，我還沒遇過病人因咳血而送命的。

咳血可分成痰中帶血絲、血痰，或直接咳血塊等不同情況，可能的原因很多，要觀察血量、

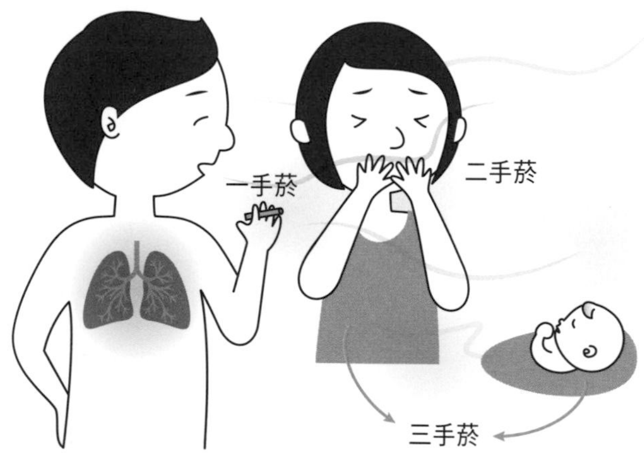

顏色，是咳血還是吐血等實際狀況來判斷，不一定就是生了重病。

咳嗽咳太猛，口腔、呼吸道黏膜受傷，可能會痰中帶血絲；空氣太乾燥而流鼻血，可能逆流進喉嚨再吐或咳出來，像這樣出血量很少、症狀很快消失，通常沒有大礙，若症狀一直持續，要就醫檢查原因。如果是支氣管大血管受傷，咳血量會很大，而且會咳出血塊，當咳血量多時，當然要趕快送醫。

過去多是與吸菸有關的中央型肺癌為主，有可能因侵犯到支氣管造成咳血，現在以周邊型肺癌為主，臨床上肺癌患者已很少以咳血來表現。

① **什麼是一手菸、二手菸、三手菸？**

一手菸：主動吸菸者。

二手菸：被動或非自願吸入的環境菸煙。它是分佈最廣且有害的室內空氣汙染物，已經被聯合國世界衛生組織列為「頭號的致癌物質」。

三手菸：是指菸熄滅後在環境中殘留的汙染物，研究證實，吸菸者即使不在孩子面前抽，但殘留在衣服、車子、房子內的三手菸一樣會導致肺癌。

※資料來源：衛生福利部國民健康署〈菸害防制資訊網〉

菸害防制資訊網

COLUMN

肺癌營養建議：均衡飲食、強化B群攝取

近期，國際癌症組織肺癌聯盟報導二十個前瞻性群組研究結果指出，維生素B_6及葉酸B_9，與降低抽菸者肺癌風險相關；而追蹤不抽菸女性長達十一．二年的研究也顯示，維生素B_2攝取不足顯著增加罹患肺癌風險。

B群是必需營養素，無法由人體合成，仰賴飲食攝取。如何攝取充分適量的B群？衛福部參照B群營養素攝取參考量分布於六大類食物群的營養密度，建議：

◎高營養密度B_2食物：乳品類一．五～二份

◎高維生素C與葉酸營養密度食物：蔬菜三～五份、水果二～四份與全穀雜糧類一．五～四碗

◎高膽素與B_1、B_2、B_3、B_6、B_{12}及葉酸營養密度食物：豆魚蛋肉類三～

八份、堅果種子類一份，全穀雜糧類一・五～四碗等。

從均衡飲食攝取足夠份量六大類食物群的飲食規劃，不僅可獲得充分維生素B群，同時可增加其他抗氧化必需營養素的攝取，如維生素E、A等，以及多元的植化素——來自多彩多姿食物色素的機能性成分，更加強維生素B群抗空汙傷害的保健功效。

若因信仰文化、職業生活型態及健康狀況等，無法由飲食充分攝取維生素B群，可考慮營養補充劑，但若是長期服用需注意是否過度攝取，以避免造成毒性或副作用。

資料提供—輔仁大學營養科學系教授 許瑞芬

早期發現肺部疾病的四大警訊

咳嗽、咳血、胸痛、呼吸困難，是胸腔器官超出負荷、功能嚴重受損的重要警訊。

肺部SOS警訊1：咳嗽

咳嗽其實是自我保護機制，透過強力呼氣反射動作，清除呼吸道的分泌物和異物，保持呼吸道暢通及維持肺臟功能。所以，**咳嗽不一定是壞事**，是提醒身體「這裡空氣不好，趕快離開現場！」最常見是對吸進來空氣的溫度、濕度及刺激物質敏感而引起咳嗽，所以，常發生在冬季。

當有髒空氣或細菌進入肺臟，人體對抗的方法就是變成痰再咳出來，咳痰是肺臟清潔的重要機制，常運動、肺活量好的人比較容易把痰咳出來，臥床、體力虛弱的人為什麼容易肺部發炎？就是因為咳不出來、容易積痰。

有些人不會吐痰，雖然有時會卡在喉嚨，又咳不出只好吞下去，感覺不太舒服，但無論是把痰咳出來或吞下去，都能達到把痰排出肺部的效果，倒不必特意用力咳痰，反而讓喉嚨受傷。

俗話說：「醫師怕治咳嗽」，因為引起咳嗽的原因太多，從吸菸、感冒、鼻涕倒流，到肺結核、急性肺炎、肺癌等嚴重疾病，甚至胃食道逆流、心臟衰竭……等非呼吸道、肺部相關疾病，所以很難找到病因、對症下藥。

咳嗽又分急性、慢性，急性咳嗽通常是因為感染，例如：感冒，通常會合併流鼻水、喉嚨痛等症狀，大約一到二週好轉。超過三週就是慢性咳嗽，像是氣喘、慢性阻塞性肺病、肺炎、肺結核、肺癌等都有可能，**長期持續的慢性咳嗽要特別注意**，最好安排檢查，診斷是否可能為嚴重疾病。

需要就醫的咳嗽症狀

有以下狀況，表示你的咳嗽不單純，需要就醫診斷：

- 咳嗽持續超過三週。
- 合併呼吸困難、咳血或胸痛等症狀。

Note 咳血、咳痰要注意

- 病變或發炎較嚴重，侵犯到支氣管或細支氣管旁的血管時，會咳出帶血的痰。但咳出血塊也可能是消化道出血，如：胃潰瘍或十二指腸潰瘍。
- 肺癌、心臟血管疾病會併發咳血症狀，大量咳血可能引發呼吸衰竭、休克等後遺症，出血太嚴重時，除了藥物治療，應考慮接受血管攝影，找到大量出血的血管、予以栓塞，必要時以手術切除病灶。

提高正確診斷率的就醫資訊

當你因為咳嗽就醫時，請仔細觀察，並告訴醫師以下相關資訊，有助提高正確診斷機率：

1. 咳了多久？

2. 抽菸或是家人抽菸？

3. 乾咳或濕咳？

乾咳表示沒有痰的咳嗽，常見原因包括上呼吸道發炎、氣喘、心臟衰竭、胃食道逆流或受到異物刺激，包括刺激性氣體，所以，空氣品質不良也可能引發咳嗽，尤其是支氣管比較敏感的人。

濕咳表示有痰，仔細觀察咳出來的痰的顏色、濃稠度、量、味道、是否痰中帶血絲或血塊等，常見疾病包括急性肺炎、鼻涕倒流、慢性支氣管炎、支氣管擴張症、肺動脈栓塞等疾病。

4. 痰的顏色，是否帶血絲、血塊？

5. 除了咳嗽，有合併其他症狀嗎？

6. 是否正在服用某些藥物？

Note 找出病因，解決咳嗽問題

痰液顯微鏡檢查、細菌培養及細胞學檢查，有助判斷是細菌感染或癌症等其他問題。光靠止咳藥，很容易一停藥就復發，找出病因才能真正解決咳嗽問題。

肺部SOS警訊2：呼吸困難

呼吸困難是很主觀的感受，通常表示呼吸速度趕不上身體的需求。激烈運動、太興奮或緊張時，大腦的呼吸中樞受到刺激而產生呼吸困難的感覺，但肺臟病變時也可能感到呼吸困難。

大部分呼吸困難與氣喘、肺炎、心肌缺血、間質性肺病、慢性阻塞性肺病有關，心理因素也有可能。有些人肺功能正常卻有呼吸困難的感覺，而有些長期肺病患者明明已經很喘，卻不自覺有呼吸困難，這是因為大腦呼吸中樞已經適應快速呼吸節奏。所以，肺功能和患者自覺呼吸困難的程度沒有絕對關係。

◎呼吸困難量表

級別	症狀描述
0	只有劇烈運動時感到呼吸困難。
1	走上斜坡或在平地快速行走時感到呼吸困難。
2	比一般人慢的速度行走在平地，或是停止行走十五分鐘後，依舊感到呼吸困難。
3	在平地上停止行走數分鐘後依舊呼吸困難。
4	日常輕微活動（如穿衣服）就發生呼吸困難，無法出門。

Note **體重異常下降，要注意**

體重莫名下降，對年長者來說不見得是好消息。

呼吸是身體最耗能量的動作，一般成人呼吸次數每分鐘約十二至二十次，愈久呼吸一次，消耗能量愈低，所以，呼吸困難的病人多半都很消瘦，因為要消耗很多能量來拼命呼吸。

肺部SOS警訊3：胸痛

胸痛不只是心臟病的徵兆，也可能與肺部疾病有關。

肺雖然沒有神經，但是胸腔內膜有神經，發炎會痛；不停咳嗽使肌肉拉傷或肺萎陷，也會導致胸痛；肺部疾病如果波及到肋膜就會引起胸痛，容易在深呼吸、咳嗽、翻身時，出現側胸有尖銳刺痛的狀況，通常會合併喘的症狀。也有直到腫瘤大到刺激肋膜，才發現為肺癌末期的病例。

另外，食道、氣管及大動脈的問題可能引發胸痛；胸腔周圍的皮膚、肌肉、骨骼生病受傷也會疼痛；脖子、腹部器官發炎，甚至工作、生活壓力，都可能導致胸痛。完全查不出生理因素的胸痛，可能與心理因素有關，尤其是年輕人的胸痛，常因焦慮、壓力引發。

◎引發胸痛常見的呼吸系統疾病

疾病	疼痛位置	特徵
支氣管炎	前胸	中等程度胸痛，咳嗽時程度加劇。
肺炎	與肺炎位置對應	
肋膜炎（膿胸、氣胸等）	對應肋膜發炎位置	持續性劇烈疼痛，呼吸或咳嗽時症狀加劇。

肺部SOS警訊4：胸悶

胸悶是感覺胸腔很緊，和胸痛的感覺不同，「痛」會集中在一點，「悶」則是整片區域，像被石頭壓住似的。

胸悶可能是心臟問題，但是肺功能變糟，氧氣量不夠時也會胸悶，例如：肺積水、氣胸，壓迫肺臟無法擴張、吸不到氣，就會感覺胸悶；如果積水量不多或氣胸情況不嚴重，病人可能感覺還好而延遲就醫。

Note 什麼是肺功能檢查？

自覺體力變差，走幾步路就氣喘吁吁、呼吸困難，可做肺功能檢查。

肺功能在二十到三十歲時達到巔峰，之後逐年下降。肺活量一般約二到三公升，每次正常呼吸只需要〇・四到〇・五公升（稱為潮氣容積），而激烈活動、遇到緊張狀況要逃跑時，才會用到最大肺活量。

所以，即使肺活量只剩下一半，如果都只從事靜態活動，不一定會有感覺；若發現有活動時呼吸困難、不明原因運動能力下降等情況時，要找出原因，定期健康檢查照胸部X光可以排除大部分問題，有必要時可安排肺功能、運動肺功能檢查，進一步了解心肺功能。

肺功能測驗會顯示與同年齡、同體型人的比較值。檢查時，患者先吸飽氣，然後在最短時間內將吸入空氣完全呼出，這時呼出的空氣總量稱為「用力肺活量」。一般人用力呼氣的時間約三秒鐘，大部分空氣在第一秒內呼出，稱為「用力呼氣一秒量」，計算用力肺活量的比值，就是「用力呼氣一秒率」。

缺乏運動、體能不佳的人通常用力肺活量會變差，小於正常人的百分之八十，若是因為沒有力氣或胸腔容積較小，無法一次吸入足夠量的空氣，只好增加呼吸次數來排出體內的二氧化碳，這種情況稱為「局限型肺功能障礙」；而用力肺活量正常或稍差，但用力呼氣一秒率更差，表示患者需要較長的時間才能把氣呼完，就屬於「阻塞型肺功能障礙」，通常和長期抽菸有關。而嚴重肺病者無論用力呼氣肺活量和用力呼氣一秒率都很差。

Note

杵狀指可能是肺部異常

杵狀指可能的原因很多，早在西元前五世紀，希波克拉底就曾描述一位肺膿瘍患者的手指、指甲出現異常弧度，手指形狀很像杵或棒槌。後來發現，這種手指變化與許多重大疾病有關，尤其是肺部疾病或心臟循環出現異常，是出現杵狀指最常見的原因。

肺部腫瘤，如：非小細胞肺癌、肺肋膜瘤，這些腫瘤會釋放多種生長因子和前列腺素，刺激肢體末梢組織增生，導致指頭肥大。其他肺部疾病，如：肺結核、肺膿瘍、慢性阻塞性肺病、肺纖維化等，也可能出現杵狀指。

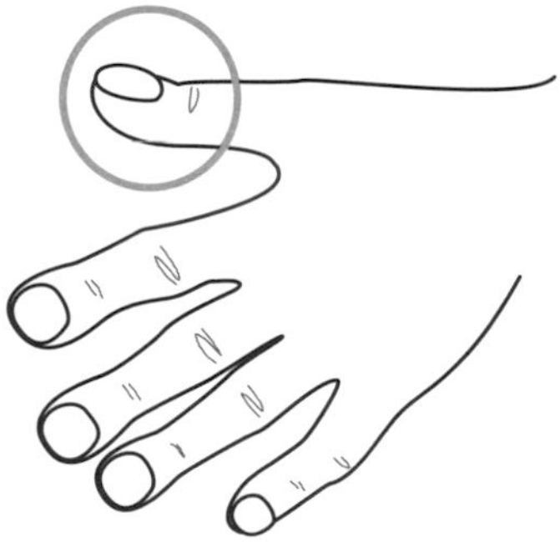

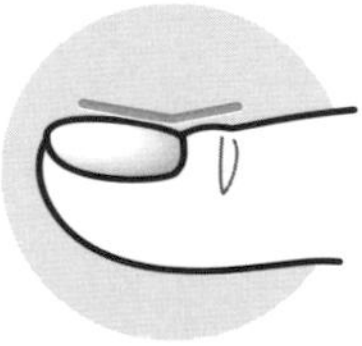

正常手指與指甲的弧度

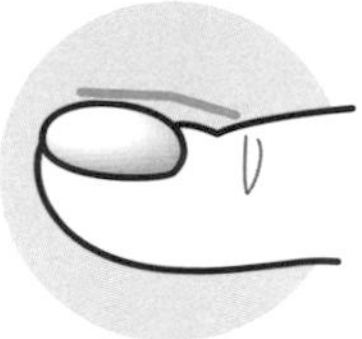

杵狀指的異常弧度

與「壞空氣」有關的肺部疾病

肺部疾病很多，其中大多與「呼吸不健康的壞空氣」有關，例如吸菸、空汙。以下列舉對健康危害極大、與壞空氣有關的疾病，陳晉興醫師提醒，它們的共同特徵是治療困難，預防才是最佳策略！

慢性阻塞性肺病

慢性阻塞性肺病（簡稱COPD）是全世界慢性疾病死亡的重要原因之一，主要病變在於下呼吸道的細支氣管長期發炎，導致管徑狹窄或阻塞。

疾病特徵

1. 呼吸時氣流受阻，在呼氣時會比吸氣更明顯。
2. 出現慢性咳嗽、咳痰或呼吸困難。
3. 通常發生在中年後的老菸槍。

致病原因

長期暴露在空氣中有害微粒或氣體，引起肺臟不正常的發炎反應，其中最常見的就是吸菸。疾病的發生也和個人體質有關，有些人呼吸道敏感，少量吸菸或短期暴露在空汙中就會引發；也有人抽了一輩子的菸也不會有明顯症狀。患者的肺功能是漸漸惡化，初期不容易察覺，等到有明顯症狀時，病情通常已經很嚴重。所以，當有慢性咳嗽、咳痰及呼吸困難時要特別注意，尤其是有抽菸習慣的人。

檢查方法

用肺量計檢驗肺功能，是確定診斷和判定嚴重程度的依據。

◎慢性阻塞性肺病的分期、症狀及治療

	輕度	中度	重度	極重度
用力呼氣一秒率	＜70%	＜70%	＜70%	＜70%
用力呼氣一秒量預測值	＞80%	50～80%	30～50%	＜30%
症狀	慢性咳嗽、咳痰	劇烈活動時呼吸困難	輕微活動即呼吸困難	慢性呼吸衰竭或心臟衰竭
治療原則	病情惡化時，使用短效型支氣管擴張劑	病情惡化時，使用短效型支氣管擴張劑	病情惡化時，使用短效型支氣管擴張劑	病情惡化時，使用短效型支氣管擴張劑
		規則使用一種以上的長效型支氣管擴張劑，並進行肺部復健。	規則使用一種以上的長效型支氣管擴張劑，並進行肺部復健。	規則使用一種以上的長效型支氣管擴張劑，並進行肺部復健。
			若反覆發作，可加入吸入型類固醇	若反覆發作，可加入吸入型類固醇
				考慮長期氧氣治療或手術

中度以上的患者通常需要進一步檢查，以排除其他症狀表現類似的疾病，包括支氣管擴張劑試驗、胸部X光檢查或高解析電腦斷層攝影；以及動脈血液氣體分析了解肺臟內氣體交換功能，判斷患者是否處於、或即將呼吸衰竭。

肺功能受損回不來，只能喘喘度日？

雖然大部分慢性肺病的肺功能結構受損無法恢復，但透過肺復原訓練，提升心肺循環及整體肌肉運作效率，可以強化身體的耐受度，也間接減輕肺部的負擔。

在治療後，靜態呼吸流速計檢查雖然不會有顯著進步，但運動肺功能檢查則會有顯著的提升，日常生活活動較不會喘、運動耐力增加、能從事的工作變多，痰較易咳出，肺部清潔改善，減少肺部感染，活得更好！

資料提供｜台大醫院胸腔內科主治醫師 簡榮彥

COLUMN

如何與肺病和平共存？

遺憾的是，治療只能改善症狀或減少發作頻率，無法完全恢復肺功能；如果沒有移除危險因子（例如：戒菸、遠離空汙）、妥善治療，病情還會反覆發作，肺功能愈來愈差，最後引起呼吸衰竭，引發致命危機。糟糕的是，台灣高達九成患者因吸菸致病，但確診患者中卻仍有四成還在吸菸！

全球每十秒鐘就有一人死於慢性阻塞性肺病，患者可能伴隨心血管疾病、骨質疏鬆、糖尿病、肺癌等共病，讓生活品質更糟，壽命縮短；而根據衛福部統計：台灣一年有超過五千人因此死亡。

如果已經罹病，請務必遵照以下建議，學習與病共存：

1. 戒菸及遠離二手菸、三手菸。
2. 相信專業，配合醫囑。

3. 正確與確實用藥。
4. 勤練腹式呼吸。
5. 多喝水、勤拍痰。
6. 多走路、勤活動。
7. 常洗手、外出一定戴口罩。
8. 避免到人多的地方及密閉環境。
9. 飲食均衡。
10. 隨時注意疾病相關新知。

肺纖維化

皮膚受傷會留下疤痕，肺臟受到破壞也可能在修復後產生疤痕，就是肺纖維化，一旦發生，已纖維化的組織無法復元。纖維化會讓肺臟失去彈性，肺泡壁逐漸變厚、僵硬，影響氣體交換能力。

疾病特徵

1. 乾咳、喘，呼吸困難
2. 長期吸菸或暴露在石綿、金屬或木材粉塵環境

致病原因

嚴重或慢性發炎，例如肺結核、吸入或服下有害化學溶劑（如：巴拉刈、石綿、煤灰）、自體免疫疾病（如：類風濕性關節炎、紅斑性狼瘡）、長期吸菸、接受放化療等，都可能造成肺纖維化。

另一種原因不明的「特發性肺纖維化」，推測與基因、吸菸、家族史、胃食道逆流、長期暴露在危險因子環境中等因素有關，因患者肺部看起來像菜瓜布，又稱為「菜瓜布肺」，屬於惡性疾病，死亡率比癌症還高。近年來有新藥問世，可減緩患者肺功能衰退速率近百分之五十，並降低急性發病機率，但需要終生服藥，二〇一七年三月已納入健保給付。

檢查方法

聽診時會有特殊的鑼音，胸部X光及高解析度電腦斷層等影像檢查，可提供初步診斷的依據，但要確認，通常需要做組織切片。

目前沒有任何治療方法能使已纖維化的肺臟恢復正常，確診後首先要評估患者的肺功能，再視情況安排氧氣治療、呼吸復健訓練等緩解症狀。

Note 檢查出肺纖維化怎麼辦

檢查出肺纖維化，有些人會擔心變成肺癌，其實是兩種不同的疾病，但「肺纖維化後發現肺癌」的患者，通常是曾吸菸、年紀較大的男性。

初期肺纖維化可能完全沒有症狀，所以很難早期發現；隨著病程發展，患者會逐漸有咳嗽、喘、呼吸困難，嚴重時在幾個月到幾年間形成蜂巢肺，症狀明顯而需要治療；病況嚴重時可能要考慮換肺。最重要的是與醫師配合，找出病因，避免肺臟持續纖維化。

肺炎

肺炎是肺臟受到細菌、病毒等微生物感染，或化學性、物理性刺激，而引起發炎現象。這時肺泡內充滿發炎物質，喪失氣體交換功能；呼吸道同時產生大量分泌物，導致病患出現呼吸困難、咳嗽及咳痰等症狀，胸部X光檢查可發現肺臟病變。

疾病特徵

1. 持續發燒超過三天，吃了感冒藥效果不好。
2. 咳嗽、有濃稠黃痰，但沒有流鼻水、喉嚨痛。

致病原因

以細菌性肺炎為主，又稱為典型肺炎，其他原因引起的肺炎稱為非典型肺炎，例如：黴漿菌或病毒感染，最知名的就是SARS了。

無論是細菌或病毒，如果只受到少量侵犯、致病力不強，或是人體免疫功能很好，不一定會引起肺炎；而當傳染性肺炎的病原菌或病毒在肺臟繁殖一段時間後，常會出現在痰液、鼻涕或口水中，當病人咳嗽或打噴涕時，就可能傳染給別人。

檢查方法

通常會有發燒、咳嗽、呼吸困難、濃痰等症狀，偶爾合併其他身體不適。抽血檢查會發現白血球上升及發炎指數升高；痰液檢查會看到許多白血球，有時可培養出致病細菌。胸部X光會看到肺臟出現白色雲狀病變，病變範圍愈大，感染愈嚴重。

肺炎最重要的是找出致病原，才能對症下藥。例如：細菌感染要使用抗生素，黴菌或病毒感染則要用抗黴菌或抗病毒藥物。

Note 對抗肺炎的重要關鍵

台灣肺炎死亡率逐年上升，是韓國的一．六倍、日本的二．三倍；二〇一六年為國人十大死因第三位，一年奪去一萬二千多條生命。肺炎死亡率上升，吸菸與空汙都是危險因子，兩者會破壞肺部表皮細胞、影響排痰功能，分泌物容易往下累積釀成感染。雖然絕大多數侵犯六十五歲以上長者，但年輕人也不乏流感併發肺炎的例子。

對抗肺炎最重要的是預防，大部分肺炎經由呼吸道分泌物中的細菌或病毒傳染，在肺炎流行時應減少出入公共場所，到醫院要戴口罩，吃東西前洗手，避免口鼻接觸到病患的分泌物；另外，平時營養良好、充足睡眠、適度運動，有助增強免疫力。

肺炎初期常被當成感冒，若持續發燒超過三天，且用了感冒藥效果不好，應該接受胸部X光檢查及抽血、痰液檢查，以免延誤治療。肺炎是引發膿胸最常見的原因，膿胸是指肋膜腔因細菌感染發炎，形成膿液，膿胸會加速肺臟及鄰近組織的發炎，細菌甚至可蔓延血管而引發全身性敗血症，要盡速治療。

COLUMN

肺炎疫苗有用嗎？

鏈球菌是目前引發肺炎社區感染最常見的細菌，除了肺炎，還可能引發敗血症、腦膜炎、關節炎、骨髓炎、心包膜炎、溶血性尿毒症、腹膜炎等疾病。WHO將肺炎鏈球菌列為高抗藥性的「超級細菌」，研究顯示，每四個社區型肺炎患者中，就有一人會出現單一抗生素治療失效的狀況，造成臨床治療的困難。

接種肺炎鏈球菌疫苗是最有效的預防之道，尤其是老年人、幼兒，或有慢性疾病（如心臟病、糖尿病等）、免疫功能受影響的人，建議施打疫苗，增強保護力。另外，肺癌患者手術切除一個肺葉，肺活量約減少百分之十到十五，肺功能變差，萬一受到感染不容易把痰咳出來，引發肺炎的機率比一般人更高，除了肺炎鏈球菌疫苗，也建議在流感季節接種流感疫苗，盡量避免發生感染。

現在各縣市政府都有實施老人可免費施打肺炎鏈球菌疫苗，各地規定不同，可洽各縣市政府。

流感因為病毒年年不同，所以每年都要打疫苗，而肺炎鏈球菌視疫苗種類不同，有的只要打一次，也有預估五年後需要追加，該不該打、該怎麼打，可先請教醫師建議。

冬春兩季（十二月至隔年四月）感染高峰的防病建議：

1. 均衡飲食、適度運動、充足睡眠，維持良好的個人及環境衛生。
2. 保持室內空氣流通，避免長期處於密閉空間內。
3. 避免到過度擁擠、通風不良的場所。
4. 勤洗手，保持雙手清潔，避免碰觸眼口鼻。
5. 病患請遵循呼吸道衛生與咳嗽禮節，最好能居家休息，必須外出時請戴口罩。
6. 病患與照顧者應妥善處理口鼻分泌物，並於處理後立即洗手。

Note 口罩，防病菌、空汙的好幫手

在捷運或辦公室不停咳嗽、打噴涕，往往會引來旁人「關切」的目光，提醒你該戴上口罩了！

自SARS疫情後，民眾開始建立戴口罩防疫的觀念。的確，呼吸道感染（感冒、流感）大部分透過飛沫傳染，無論是要保護自己或避免傳播病菌給別人，戴上一般醫用口罩，病菌過濾效率大於百分之九十五，加上勤洗手，可發揮一定程度的保護力；而針對空汙設計、強調防塵效果的口罩不一定能過濾病菌，選購時可注意是否符合CNS製作標準、衛福部核准字號。

另外，防空汙口罩可以重複使用，但如果你是感冒怕傳染別人，戴過的口罩已被汙染；或是流感季節怕被傳染，口罩重複使用後過濾病菌的效果可能下降，為了防病菌傳播戴的口罩，最好是單次使用。

不可輕忽的肺部職業傷害

陳保中教授提醒，職業災害的預防與防護，不只是企業責任，勞工朋友也要警覺，避免帶著汙染物質回家，影響家人健康。

製程改善、做好防護是企業與你的責任

許多工作可能引發肺部疾病，像是氣喘、肺部腫瘤，主要與工作環境中的氣體、蒸氣、粉塵等危險物質的暴露有關，有些病症可能短時間內誘發，但有時要經過一段時間接觸才會發生。

值得注意的危害物質，包括：殺蟲劑、半導體晶圓製造、玻璃、皮革鞣製等使用的砷；積體電路印刷、高爾夫球桿、汽車、製陶、牙橋製造等會用到的鈹；石化

工廠、防火劑會用到的雙氯甲基醚或氯甲基甲基醚；彩繪、鋼鐵冶煉、廢料回收、鎳鎘電池、焊接、珠寶加工等會用到的鎘；塗料、製鞋、電鍍、漂白劑、印刷等會用到的鉻；屋頂防漏、舖馬路等會用的煤焦油瀝青；廚具、抗腐蝕鋼材等會用的鎳；水泥、岩石切割打磨、砂石場、礦工等會接觸到的二氧化矽……等。

製程改善、做好防護措施，可以有效降低工作環境中有害物質的暴露，這是企業的責任，勞工朋友也要警覺，依規定配戴防護用具、離開作業區時換下工作服並徹底清潔，不要穿戴著工作服四處散播汙染，這不只是保護自己，也避免帶著汙染物質回家，影響家人健康。

都是工作惹的禍？

三十年前我還是學生時，在鋼鐵廠待了一年半進行現場調查，當時每週有三到四天會住在當地。煉鋼廠也是高汙染業，我們調查後發現汙染量最高是在煉焦爐，問題出在爐門用久了關不緊，燃燒後產生的汙染物質會散逸，雖然有規定要穿戴好防護裝備，但工作環境太熱，很多工作者並沒有確實執行，後來也的確發現有爐頂工人才三十七歲就肺腺癌末期。

工安診斷後，鋼鐵廠花費十幾億全面換新爐門，為了勞工及周邊民眾的安全，環保局也直接在工廠周邊圍牆設置二十四小時監測站。

我們常遇到生了病才開始懷疑「都是工作惹的禍？」的個案，但有時不容易建立關連。身處高危職業的工作者，一定要遵守勞工安全規範，但往往是規定容易、遵守困難。

另外，一般提到「職業災害」，多半會聯想到勞工朋友，特別是在工廠工作者，但其實危險不一定只存在工廠。台大曾有位解剖學老師罹患肺癌，他不抽菸，推測可能與福馬林的長期暴露有關，保存大體必需的福馬林約含有百分之四十的甲醛，而醫學生基於尊重，除非懷孕，向來有上解剖課不戴口罩的傳統，但學生只上一學期的課，老師卻是長時間接觸，其實也算是職業傷害。

在工作暴露引發肺部疾病的多項汙染物中，石綿是其中少數不只高危職業，更存在於我們日常生活中，並確定會危害健康的汙染物，接下來將會有詳盡的說明與提醒。

台灣將進入石綿肺病高峰期？

職災之外，陳保中教授相信環境風險更應該重視，推估相關疾病高峰將在二〇二〇到二〇三〇年達到最高峰。

石綿，生活環境中處處可見

防火、耐熱又輕便的石綿，曾被廣泛運用在建材、煞車皮、鍋爐管線包覆，但一九七〇年即被確認為肺癌致癌物，一九七二年丹麥率先禁用石綿隔熱，到八〇年代歐美國家普遍開始立法管制、禁用，但在七〇到八〇年代，台灣石綿工廠仍十分普遍，直到二〇〇八年才開始禁用石綿板、石綿管和石綿水泥，分批階段式禁用石綿製品，至二〇一八年才全面禁用。

然而，石綿在我們的生活環境中仍處處可見，像是防火毯、隔熱地板、窗簾、防漏劑、煞車來令片……常用在隔熱、耐熱或防火材料中，而最普遍的例子就是頂樓加蓋，幾乎都是石綿建材，長年使用難免細微破損，微細的石綿纖維也就隨風飛散，可能隨呼吸深入肺臟，無法代謝排出的，就會留在肺臟中。

石綿相關疾病是職災關注重點

石綿的健康危害潛伏期長達數十年，長期吸入發散在空氣中的石綿纖維，會造成胸悶、胸痛、咳嗽、肺功能下降、呼吸困難，甚至導致石綿肺、惡性間皮細胞瘤、肺癌，**從石綿的累積傷害推算，預計相關疾病高峰將在二〇二〇到二〇三〇年達到最高峰**。

石綿相關疾病一直是職業災害關注的重點，高危險職業，例如拆船業，到目前為止仍有近七、八千人在持續追蹤，反而是一般生活環境中無意識接觸到的容易被忽略。曾有位女性間皮瘤患者，一開始只提到是會計，調查工作環境時，工廠老闆堅稱是使用人造纖維，後來發現工廠有一包石綿纖維，才回想到是很久之前曾有客戶要求用石綿，剩下的材料一直留在現場，沒想到會留下這種後果，而且不只待在辦公室的女會計，工廠老闆也檢查出罹患肋膜癌。

在職災之外，我相信**環境風險更應該重視**，居家環境中使用石綿引發疾病、特別是肺癌，最多的案例發生在英國，因為早年為了防寒，老房子的牆壁多用石綿包覆的熱水管線，一九九〇到一九九五年，我留學英國時，也正好是石綿相關疾病開始進入高峰期。

石綿的影響確實存在

而台灣肺癌患者又有多少與石綿有關？為了解開這個答案，我和陳晉興醫師開始合作研究。

常見的石綿有兩大類，青石綿和白石綿。青石綿引發間皮細胞瘤和肺癌的比例是一比一；而台灣較常使用的白石綿，引發間皮細胞瘤和肺癌的比例是一比六。這讓我們懷疑，台灣不吸菸肺腺癌個案中，有部分與石綿相關，二〇一六年我們送了八個不吸菸肺腺癌患者的切片組織到芬蘭進一步分析，其中有一個找到石綿纖維存在。過去估算台灣肺癌與石綿有關的約百分之三到五，現在看來有低估的可能，石綿的影響也許沒有空汙那麼大，但確實存在。

前幾年台大有位女醫師罹患肺腺癌，切片組織中也發現石綿纖維，她的工作應該不會接觸到石綿，後來我們特別到她台南鄉下老家，在後院就看到早年鋪設的石綿瓦。

石綿須由專業人員進行拆除

歐美國家很早就注意到石綿的問題，我送檢體到芬蘭的實驗室分析時，發現單單這個實驗室每年平均收到四千個樣本，其中一千個人體病理組織，其他是一般檢體，因為在當地，賣房子要附零石綿證明。

除了全面禁用，已存在的石綿該怎麼處理？也是我們該思考的重要問題。

根據芬蘭研究人員的建議，**完好無損的石綿產品不會飛散出石綿纖維**，只要注意有無破損，不用急著更換，因為**拆除過程反而會讓石綿纖維大量散出**；台大醫院在發現天花板用的矽酸鈣板含有百分之一石綿後，考量是在室內，少有破損疑慮，決定逐步更換。

香港也訂有明確規範，**石綿拆除要由專業人員負責，做好防護工作**，避免在拆除過程中影響周邊民眾健康。而台灣目前還沒有相關規範，隨處可見的頂樓加蓋該怎麼拆才安全？是個問題，但無論如何，老舊又長年風吹雨打的戶外石綿瓦，還是該換掉，預防下一代再受到石綿暴露，只是在拆除過程中要盡量小心，避免石綿纖維飛散。石綿纖維的影響範圍有多大？日本曾有石綿工廠下風處二公里內居民得到相關疾病提起訴訟，或許可以做為參考。

正視生活中的石綿危機

石綿普遍存在我們的生活中，在台灣隨處可見，陳晉興醫師建議，民眾應盡量減少接觸及提早做肺癌篩檢。

這些石綿是怎麼來的？

從台大醫師體檢發現肺癌發生率偏高後，我們開始研究背後的可能因素，目前還沒有確切的答案，但在過程中發現，醫院的天花板曾採用一批矽酸鈣板含有石綿。石綿纖維已確認會造成肺纖維化，影響氧氣交換功能，長期刺激可能引發肋膜癌、肺癌。為了進一步了解石綿的影響，我提供肺癌患者檢體給陳保中教授分析，結果也的確發現有些檢體中有石綿纖維，而這些病人大多無法追溯出曾從事石綿相關工作。

其實，石綿普遍存在我們的生活中，我彰化老家就是用石綿瓦，還記得國小四年級時我家頂樓加蓋，為了散熱鋪上石綿瓦，當時還覺得很實用，而這樣的石綿瓦，在台灣隨處可見，隨著長年日曬雨淋，石綿纖維難免釋出。

何時該做第一次肺癌篩檢？

建議民眾盡量減少接觸石綿、提早做肺癌篩檢。雖然肺癌以五十到七十歲為多，但臨床不乏三十、四十歲，甚至二十出頭就得肺癌的例子，那究竟何時該做第一次篩檢？

我認為該**做個人風險評估**，比如是否有肺癌家族史，來決定該不該提前在四十歲或更早做LDCT篩檢，二十歲之後做LDCT不會增加未來癌症風險，民眾可以安心，而愈早發現癌蹤，愈有機會提升治療結果。若第一次檢查結果正常，年輕人可隔五年後再追蹤，年長者可隔三年；若有問題則遵從醫囑追蹤。

為自己及下一代健康把關！

在我們意識到空汙問題之前，其實它早已存在，隨著愈來愈多「空汙不利健康甚至有致命危機」的科學證據，人們對空氣品質的要求提高了，爭取健康呼吸權成為全球性議題，評估一個國家是否真的進步，空氣品質是比國內生產總值（GDP）更具價值的衡量指標。汙染曾被視為經濟發展的必要代價，但事實上剛好相反，二〇一六年OECD的報告指出，空汙將造成更多的經濟損失，如果不立即採取行動，推估至二〇六〇年空汙將造成全球經濟產值每年每人損失三百三十美元，與空汙相關的醫療支出將由二〇一五年的二百一十億美元攀升為一千七百六十億美元。

解決空汙，背後是一系列複雜的經濟、科學，甚至社會文化問題。我們應跳脫空汙和經濟二選一的迷思，政府該提出有效政策、企業應思考產業轉型，而在這塊土地上呼吸的你我，也該在生活中減少製造空汙，為自己及下一代的健康把關。

國家圖書館出版品預行編目資料

空汙世代的肺部養護全書：PM2.5、霧霾威脅下，口罩族的求生指南 / 陳晉興, 陳保中著. -- 臺北市：三采文化, 2018.12
面； 公分. -- (三采健康館; 129)

ISBN 978-957-658-085-7(平裝)

1. 肺臟疾病 2. 健康法

415.46 107018425

■有鑑於個人健康情形因年齡、性別、病史和特殊情況而異，建議您，若有任何不適，仍應諮詢專業醫師之診斷與治療建議為宜。

◎封面圖片提供：
Han-Lin / Shutterstock.com

suncolor 三采文化集團

三采健康館 129

空汙世代的肺部養護全書：
PM2.5、霧霾威脅下，口罩族的求生指南

作者｜陳晉興、陳保中
副總編輯｜鄭微宣　責任編輯｜藍尹君　文字整理｜徐文媛
美術主編｜藍秀婷　封面設計｜池婉珊　內頁排版｜陳育彤
插畫｜王小鈴　攝影｜林子茗
行銷經理｜張育珊　行銷企劃｜呂佳玲

發行人｜張輝明　總編輯｜曾雅青　發行所｜三采文化股份有限公司
地址｜台北市內湖區瑞光路 513 巷 33 號 8 樓
傳訊｜TEL:8797-1234　FAX:8797-1688　網址｜www.suncolor.com.tw
郵政劃撥｜帳號：14319060　戶名：三采文化股份有限公司
初版發行｜2018 年 12 月 28 日　定價｜NT$360
6 刷｜2022 年 7 月 20 日